高等医药院校基础医学实验教学系列规划教材

供本、专科医学类相关专业学生使用

人体解剖学学习与实验指导

主　编　李桂成　张庆金

副主编　江　林

编　者　（按姓氏笔画排序）

江　林（广西科技大学医学部）

李桂成（广西科技大学医学部）

张庆金（广西科技大学医学部）

林俊华（广西科技大学医学部）

秦小云（广西科技大学医学部）

梁海明（广西科技大学医学部）

蔡科军（广西科技大学医学部）

电子工業出版社

Publishing House of Electronics Industry

北京·BEIJING

图书在版编目（CIP）数据

人体解剖学学习与实验指导 / 李桂成，张庆金主编. —北京：电子工业出版社，2016.9

高等医药院校基础医学实验教学系列规划教材

ISBN 978-7-121-29299-6

Ⅰ. ①人… Ⅱ. ①李…②张… Ⅲ. ①人体解剖学—实验—医学院校—教材

Ⅳ. ①R322-33

中国版本图书馆CIP数据核字(2016)第147556号

策划编辑：崔宝莹
责任编辑：樊岚岚
印　　刷：北京虎彩文化传播有限公司
装　　订：北京虎彩文化传播有限公司
出版发行：电子工业出版社
　　　　　北京市海淀区万寿路173信箱　　邮编：100036
开　　本：787×1092　　1/16　　　印张：10.5　　字数：230千字
版　　次：2016年9月第1版
印　　次：2024年1月第11次印刷
定　　价：29.00元

凡所购买电子工业出版社图书有缺损问题，请向购买书店调换。若书店售缺，请与本社发行部联系，联系及邮购电话：（010）88254888，88258888。

质量投诉请发邮件至zlts@phei.com.cn，盗版侵权举报请发邮件到dbqq@phei.com.cn。

本书咨询联系方式：QQ 250115680。

高等医药院校基础医学实验教学系列规划教材

建设指导委员会

前言 PREFACE

人体解剖学是一门重要的医学基础课程，名词术语繁杂，知识点多，部分内容抽象而不易理解，给学生的学习、记忆造成了一定的困难；加之市场上相关的辅助教科书和参考书种类繁多、质量参差不齐，更加大了学生的选择难度。因此，为了帮助不同层次的学生更好地理解相关知识、顺利通过相关考试，在电子工业出版社的积极组织下，我们参考各层次人体解剖学教材及辅助资料，结合自己多年的教学经验，编写了这本《人体解剖学学习与实验指导》。

全书内容包括实验与学习指导两篇。实验部分包括实验目的、实验材料及实验内容。实验目的介绍实验学习所需要掌握的知识，实验材料介绍实验需要准备的相关模型、标本及电教仪器设备，实验内容介绍实验过程的具体操作步骤及方法。学习指导部分主要是针对相关知识点编写的习题。

本书内容的广度和深度以本科教材为依据，注重实用性原则，文字简明，概念准确，针对性较强，有助于学生理解与掌握本学科的基本知识、基本理论和基本技能，为后续其他课程以及将来的临床实际工作打下良好基础。主要供临床医学、预防医学、护理、助产等专业本科学生使用，同时适用于高职高专医学类各相关专业学生。

本书的编写得到了电子工业出版社和我校领导的大力支持与帮助，在此表示诚挚的感谢。书中参考并引用了业内专家和学者的有关教材及专著的一些观点，在此，特向原作者致谢。

由于我们的专业知识和教学经验有限，加之时间仓促，书中难免存在不足之处，希望各位同仁、老师及同学不吝赐教，以便再版时修改，使本书日臻完善。

李桂成

2016 年 6 月

目录 CONTENTS

上篇　实验

下篇　学习指导

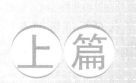

上篇

实 验

实验一　绪论、骨学总论、躯干骨

广义的人体解剖学包括大体解剖学和微体解剖学，大体解剖学主要包括系统解剖学和局部解剖学。系统解剖学是按人体的器官功能系统描述正常人体器官形态结构的科学，是学习其他基础医学和临床医学课程的重要基础课。系统解剖学内容包括运动系统、消化系统、呼吸系统、泌尿系统、生殖系统、脉管系统、感觉器、神经系统和内分泌系统等。

在观察和描述人体结构和位置时，采用标准的人体解剖学姿势。按照标准解剖学姿势，又规定了表示方位的术语，轴和面是描述人体器官形态和叙述关节运动时常用的术语。

运动系统由骨、骨连结和骨骼肌组成，在神经系统的调节下，对人体起支持、保护和运动作用。从运动角度看，骨起杠杆作用，骨连结是运动的枢纽，骨骼肌是动力部分。

骨是一种器官，具有一定的形态和功能，分为骨质、骨髓、骨膜三部分，既坚硬又有弹性，有血管和神经分布，能进行新陈代谢，并有修复、改造和再生能力。成人有 206 块骨，按形态可分为长骨、短骨、扁骨和不规则骨；按部位可分为颅骨、躯干骨和四肢骨。

躯干骨包括椎骨、胸骨和肋骨，借骨连结构成脊柱、胸廓和骨盆。

实验目的

1. 掌握　人体解剖学标准姿势及常用的几种切面，骨的形态与构造，躯干骨的组成和重要骨性标志，椎骨的一般形态结构和各部椎骨的特征；胸骨的位置、形态分部及临床意义。

2. 熟悉　解剖学的常用方位术语，骨的化学成分和物理性质。

3. 了解　骨的生长方式，肋骨的一般形态结构。

实验材料

1. 全身骨架标本、人体全身模型（电动）、人体半身模型。

2. 长骨纵切、横切标本。

3. 脱钙骨和煅烧骨标本。

4. 颅的水平切标本、正中矢状切标本、冠状切标本。

5. 串连的椎骨标本、脊柱标本和分离的骶骨、胸骨、肋骨标本。

6. 串连的骨盆骨性标本与骨盆模型。

实验内容

1. 活体演示解剖学姿势和各种方位术语，利用模型或颅骨标本展示人体的各种切面。

2. 在锯开的股骨标本上观察骨密质、骨松质、骨髓腔、骺线和骨小梁的特点；在锯开的颅顶骨标本上观察内、外板（密质）和板障（松质）；在骨架上观察并区分骨的不同形态（长骨、短骨、扁骨、不规则骨、含气骨、籽骨）；观察脱钙骨及煅烧骨，理解骨的化学成分及物理特性。

3. 在骨架标本上观察躯干骨的组成、数目和位置，以及胸廓、脊柱和骨盆的组成，结合分离躯干骨观察各部骨的形态结构。

（1）取分离椎骨（典型的胸椎）观察椎骨的一般形态：椎骨为不规则骨，典型椎骨由椎体和椎弓构成。椎体和椎弓共同围成椎孔，各部椎孔相连形成容纳脊髓的椎管。椎弓左右对称，其前部缩窄与椎体连结的部分为椎弓根，其上、下缘分别称椎上、下切迹，上、下两个相邻椎弓根的椎上、下切迹围成椎间孔。椎弓后部较宽的部分为椎弓板，从椎弓板上发出7个突起包括一个棘突，向两侧突出的一对横突，两侧向上的一对上关节突和向下的一对下关节突。

（2）分别取分离的颈椎、胸椎、腰椎观察各部椎骨的主要特征：

1）颈椎：椎体小，椎孔大。横突根部有横突孔，第3~6颈椎棘突末端分叉。

①第1颈椎又名寰椎，呈环形，没有椎体、棘突和关节突，由前弓、后弓和两个侧块构成。前弓后面正中有齿突凹，侧块有上、下关节面。

②第2颈椎又名枢椎，其椎体上方有齿突，与寰椎的齿突凹相关节。

③第7颈椎又名隆椎，棘突特长，在活体颈部易触摸到，是椎骨序数计数的骨性标志。

2）胸椎：椎体呈心形，椎孔圆形，在椎体的后外侧上、下缘各有一半圆形肋凹。横突末端前面有横突肋凹，棘突细长向后下方倾斜。

3）腰椎：椎体最大，椎孔呈三角形，椎弓发达，棘突呈板状，矢状位水平后伸。

4）骶骨：由5块骶椎融合而成，呈倒置的三角形。底向上，底的前缘中份向前突，称岬。骶骨前面光滑微凹，有4对骶前孔。背面隆凸粗糙，有4对骶后孔。由骶椎椎孔连接成骶管。骶管向下开口于骶骨背面的骶管裂孔，裂孔两侧向下的突起为骶角，是骶管裂孔的定位标志。骶骨侧有耳状面和骶粗隆。

5）尾骨：由3~4块退化的尾椎融合而成。

（3）取分离肋骨标本观察肋骨的形态结构并在骨架上辨认肋骨与肋软骨、真肋、假肋及浮肋：

①肋由肋骨和肋软骨构成，共12对。上7对肋骨的前端借助软骨连于胸骨，称

真肋。第 8~10 对肋骨的前端借助软骨连于上位软骨，形成肋弓，称假肋。第 11、12 对肋骨前端游离，称浮肋。

②肋骨可分为体和前、后两端。后端膨大为肋头，与胸椎椎体上的肋凹相关节，其外侧缩窄的部分为肋颈，肋颈外侧有粗糙的突起称肋结节，其上有与胸椎横突肋凹相关节的关节面。除第 1 肋分为上、下面和内、外缘外，余下的肋骨的肋体分上、下缘和内、外侧面，内侧面下缘处有肋沟，肋体的后份急转处称肋角，肋骨前端接肋软骨；第 11、12 对肋骨无肋结节、肋颈和肋角。

（4）在胸骨标本上观察胸骨柄、胸骨体、剑突、胸骨角、颈静脉切迹，并在活体上触摸胸骨角：在活体上触摸辨认胸骨柄上缘的颈静脉切迹。寻认胸骨柄和胸骨体连结处形成的胸骨角，并向两侧摸辨至第 2 肋。

（5）活体上触摸体表重要的骨性标志：第 7 颈椎棘突、胸骨颈静脉切迹、胸骨角、剑突、骶角。

（江　林　李桂成　张庆金）

实验二　上肢骨

实验目的

1. 掌握　上肢骨的组成及各骨的形态类型，辨认肩胛骨、肱骨、桡骨、尺骨等骨面上的主要形态结构并学会区分其左右，上肢骨的重要骨性标志。

2. 熟悉　锁骨的形态结构，8 块腕骨的排列。

3. 了解　掌骨和指骨的形态。

实验材料

1. 全身骨架标本和半身人体模型。

2. 上肢骨的分离标本（锁骨、肩胛骨、肱骨、桡骨、尺骨、串连的手骨标本）。

实验内容

1. 在骨架上观察上肢骨的组成和各骨名称、位置及排列关系

2. 在分离的锁骨标本上观察锁骨的形态并区分左右　胸骨端、锁骨体、肩峰端。

3. 在分离的肩胛骨标本上观察肩胛骨的形态并区分左右　肩胛下窝、肩胛冈、冈上窝、冈下窝、肩峰、肩胛切迹、肩胛骨的三个角、关节盂、盂上结节、盂下结节。

4. 在分离的肱骨标本上观察肱骨的形态并区分左右　肱骨头、肱骨颈（解剖颈、外科颈），大、小结节，大、小结节嵴，三角肌粗隆，桡神经沟，内、外上髁，鹰嘴窝、

尺神经沟、肱骨滑车、肱骨小头。

5. 在分离的桡骨标本上观察桡骨的形态并区分左右 桡骨头、环状关节面、桡骨粗隆、尺切迹、桡骨茎突、骨间嵴、腕关节面。

6. 在分离的尺骨标本上观察尺骨的形态并区分左右 鹰嘴、滑车切迹、冠突、桡切迹、尺骨茎突。

7. 在串连的手骨标本上观察手骨的组成及各骨的形态 8块腕骨的名称、位置、掌骨、指骨的形态及其排列。

8. 在活体上触摸并辨认上肢骨重要的骨性标志 锁骨、肩胛冈、肩峰、肩胛下角、肱骨内上髁、肱骨外上髁、尺骨鹰嘴、尺骨头、尺骨茎突、桡骨茎突。

（江 林 李桂成 张庆金）

实验三 下肢骨

实验目的

1. 掌握 下肢骨的组成及各骨的形态类型，辨认髋骨、股骨、胫骨、腓骨等骨面上的主要形态结构并学会区分其左右，下肢骨的重要骨性标志。

2. 熟悉 7块跗骨的位置及形态。

3. 了解 跖骨和趾骨的形态。

实验材料

1. 全身骨架标本，半身人体模型。

2. 下肢骨的分离标本（髋骨、股骨、胫骨、腓骨、串连的足骨标本）。

实验内容

1. 在骨架上观察下肢骨的组成和各骨位置及排列关系

2. 在分离的髋骨标本上观察髋骨的形态并区分左右 髂嵴，髂结节，髂前上、下棘，髋臼，闭孔，髂骨体，髂骨翼，髂窝，弓状线，坐骨结节，坐骨大切迹，坐骨小切迹，坐骨棘，耻骨梳，耻骨结节，耻骨弓，耻骨联合面。

3. 在分离的股骨标本上观察股骨的形态并区分左右 股骨头，股骨头凹，股骨颈，股骨大转子，股骨小转子，股骨粗线，股骨内、外侧髁，内、外上髁。

4. 在分离的胫骨标本上观察胫骨的形态并区分左右 胫骨内、外侧髁，胫骨粗隆，胫骨前缘、内踝。

5. 在分离的腓骨标本上观察腓骨的形态并区分左右 腓骨头、外踝。

6. 在分离的髌骨标本上观察髌骨的形态并区分左右 髌骨底、尖、前面和后面。

7. 在串连的足骨标本上观察 7 块跗骨的位置与形态 观察距骨与趾骨的排列关系。

8. 在活体上触摸并辨认下肢骨重要的骨性标志 髂嵴、髂前上棘、坐骨结节、耻骨结节、大转子、腓骨头、胫骨粗隆、胫骨前嵴、外踝、内踝。

（江 林 李桂成 张庆金）

实验四 颅 骨

实验目的

1. 掌握 颅骨的组成、分类、各类颅骨的名称、数量及位置，颅上面观和侧面观的主要结构。

2. 熟悉 下颌骨、颞骨、蝶骨的形态结构，颅前面观的主要结构与颅底的主要结构。

3. 了解 颅骨的主要骨性标志。

实验材料

1. 全身骨架标本。

2. 彩色颅骨标本、颅骨标本（带下颌骨）。

3. 分离颅骨（蝶骨、颞骨、筛骨）标本。

4. 颅的水平切标本、正中矢状切标本、冠状切标本。

5. 舌骨标本（瓶装、连喉）。

6. 新生儿颅囟标本及老年人下颌骨标本。

实验内容

1. 在（彩色）颅骨标本上观察并区分 8 块脑颅和 15 块面颅的形态及位置

2. 在分离的颅骨标本上观察颞骨、蝶骨、下颌骨及舌骨的主要结构

（1）颞骨：外耳门、颞骨鳞部、颞骨岩部、乳突。

（2）蝶骨：蝶骨体、蝶窦、蝶骨大翼、蝶骨小翼、翼突。

（3）下颌骨：下颌体、下颌角、下颌下腺凹、冠突、下颌头、髁突、下颌孔、颏孔、颏棘。

（4）舌骨：舌骨体、大角、小角。

3. 在（彩色）颅骨标本上观察颅顶的主要结构 冠状缝、矢状缝、人字缝、上矢状窦沟、颗粒小凹。

4. 在颅的水平切标本上观察颅底内面的主要结构

（1）颅前窝：鸡冠、筛板、筛孔、额骨眶部。

（2）颅中窝：视神经管、交叉前沟、蝶鞍、垂体窝，破裂孔、眶上裂、圆孔、卵圆孔、棘孔、脑膜中动脉沟、鼓室盖、三叉神经压迹。

（3）颅后窝：内耳门、枕骨大孔、斜坡、舌下神经管内口、枕内隆凸、横窦沟、乙状窦沟、颈静脉孔。

5. 在颅的水平切标本上观察颅底外面的主要结构

（1）前部：牙槽弓、切牙孔、骨腭、腭大孔、鼻后孔、犁骨、翼突。

（2）后部：枕骨大孔、下颌窝、关节结节、破裂孔、颈动脉管外口、颈静脉孔、枕髁、舌下神经管外口、乳突、茎突、茎乳孔。

6. 在(彩色)颅骨标本上观察颅侧面的主要结构　外耳门、翼点、颧弓、颞窝、颞下窝、翼腭窝。

7. 在（彩色）颅骨标本及颅的正中矢状切面标本上观察颅前面的主要结构

（1）眶：视神经管、眶上切迹（孔）、眶上裂、眶下裂、眶下孔、泪囊窝、泪腺窝。

（2）骨性鼻腔：骨性鼻中隔，梨状孔，鼻后孔，上、中、下鼻甲，上、中、下鼻道，蝶筛隐窝。

（3）鼻窦：上颌窦、额窦、筛窦、蝶窦。

8. 在新生儿颅囟标本上观察新生儿颅的形态及主要结构　前囟、后囟。

9. 在活体上触摸颅的重要骨性标志　枕外隆凸、乳突、颧弓、眶缘、眉弓、眉间、下颌角、下颌骨髁突、舌骨等。

（江　林　李桂成　张庆金）

实验五　关节学

✚ 实验目的

1. 掌握　关节的基本结构与关节的运动方式，脊柱的构成，椎间盘的形态及结构；前纵韧带、后纵韧带、棘上韧带、黄韧带、棘间韧带的位置与作用；脊柱的整体观；胸骨角与肋弓的临床意义；颞下颌关节、肩关节、肘关节、腕关节、髋关节、膝关节、踝关节的构成，结构特点及运动方式；骨盆的组成、界线的含义。

2. 熟悉　关节的辅助结构，胸廓的组成及形态特点；胸锁关节的特点；大骨盆与小骨盆的差异及骨盆的性别差异。

3. 了解　寰枕关节与寰枢关节的组成及作用，肩锁关节的特点；手骨及足骨内连结的主要结构及运动方式；足弓的组成及特点。

⌐ 实验材料

1. 全身骨架标本，彩色颅骨标本，颅骨标本（带下颌骨）。

2. 分离的颞下颌关节、肩关节、肘关节、髋关节、膝关节、手骨及足骨连结标本或模型。

3. 女性骨盆、会阴标本及模型，男性骨盆标本。

4. 脊柱正中矢状切标本及脊柱腰段水平切标本。

5. 胸廓标本或模型。

6. 新鲜猪椎骨及腿骨（切开示椎间盘及关节结构）。

⌐ 实验内容

1. 在新鲜的猪椎骨及腿骨（切开示椎间盘及关节结构）上辨认关节的基本构造、关节面、关节囊、关节腔，观察关节软骨的特点；区分直接连结与间接连结。

2. 在脊柱正中矢状切标本及胸廓标本上观察躯干骨的连结

（1）在成人骨架标本上观察脊柱的位置和组成：

①取脊柱腰段切除 1~2 个椎弓、椎体的标本和脊柱腰段正中矢状切标本，观察椎间盘的位置、形态及其组成（纤维环、髓核）；观察前纵韧带、后纵韧带、棘上韧带、黄韧带与棘间韧带的位置。

②在骨架标本上观察脊柱的整体形态特点：

从前方观察——椎体自上而下逐渐变大。

从后方观察——棘突排列成一条直线，胸椎棘突呈叠瓦状排列，腰椎棘突间隙较宽。

从侧面观察——脊柱有四个生理性弯曲（颈曲、腰曲突向前，胸曲、骶曲突向后）、相邻椎骨的椎弓根间有椎间孔。

（2）在胸廓标本上观察胸廓的组成，辨认各肋前、后端的连结，区分真肋、假肋与浮肋；观察胸廓上、下口的组成。

3. 在（彩色）颅骨标本及分离的颞下颌关节标本上观察颅骨间的连结 观察冠状缝、矢状缝、人字缝的形成与位置，观察颞下颌关节的组成、关节囊的结构特点并结合活体运动了解该关节的运动方式。

4. 在骨架标本上观察上肢骨连结的组成并结合分离骨连结标本观察相应关节的结构特点

（1）在胸廓标本上观察胸锁关节的构成特点：胸锁关节是上肢骨与躯干骨间的唯一连结，关节腔内有关节盘。

（2）结合分离肩关节标本观察肩关节的组成及其结构特点：肩胛骨的关节盂为关节窝，肱骨的肱骨头为关节头，关节头大而关节窝浅小，关节窝周缘有盂唇，关节囊内可见肱二头肌的长头腱穿过；结合活体肩关节的活动，验证肩关节的运动方式。

（3）结合分离肘关节标本观察肘关节的组成及其结构特点：肘关节由肱桡关节、肱尺关节和桡尺近侧关节的组成；关节囊周围有桡骨头环状韧带、桡侧副韧带及尺侧副韧带；结合活体，验证肘关节的运动方式以及在完成屈、伸运动过程中肱骨内、外上髁和鹰嘴三点的位置关系及其变化。

（4）结合分离手骨连结标本观察桡腕关节的组成及其结构特点：桡骨下端的腕关节面及尺骨下端的关节软骨构成关节窝，手舟骨、月骨和三角骨共同构成关节头；结合活体，验证桡腕关节的运动方式。

5. 在骨架标本上观察下肢骨连结的组成并结合分离骨连结标本观察相应关节的结构特点

（1）取骨盆标本或模型观察骨盆的组成及相关结构的形态、位置：

①观察骨盆的组成，大、小骨盆的分界，界线的构成，小骨盆下口的围成，耻骨弓的构成。

②辨认骶结节韧带和骶棘韧带，检查坐骨大、小孔的围成；查看耻骨联合的位置。

③取男性、女性骨盆标本比较其差别。

（2）在分离的髋关节标本上观察髋关节的组成、结构特点：股骨头为关节头、髋臼为关节窝，关节窝周缘有关节唇（髋臼唇），关节囊内有股骨头韧带，关节囊厚而坚韧；结合活体，验证髋关节的运动方式。

（3）在分离的膝关节上观察膝关节的组成、结构特点：膝关节为全身最大最复杂的关节，由股骨下端的内、外侧髁，胫骨上端的内、外侧髁和髌骨共同构成；关节囊内有前、后交叉韧带，关节窝上有半月板，关节囊周围分别有胫侧副韧带、腓侧副韧带、腘斜韧带等结构。结合活体，验证膝关节的运动方式。

（4）结合分离足骨连结标本观察踝关节的组成及足弓的特点：观察并区分距小腿关节的组成和内、外侧韧带。结合活体，验证距小腿关节的运动方式；结合活体，验证足弓的生理功能。

（江 林 李桂成 张庆金）

实验六 肌学——头颈肌与躯干肌

✚ 实验目的

1. 掌握 咀嚼肌的构成、形态、位置及作用，胸锁乳突肌的位置、起止和作用，斜角肌间隙的围成及穿行结构；斜方肌、背阔肌的位置、起止和作用；胸肌的分群，胸大小肌、前锯肌、肋间内外肌的位置形态、起止与作用；膈的位置、形态、功能以及三大裂孔的名称和穿通结构；腹前外侧壁各肌的位置和形态及各肌的肌束方向。

2.熟悉　舌骨上肌群与舌骨下肌群的位置及组成，背肌的分层，肩胛提肌、菱形肌、后锯肌、竖脊肌的形态、位置；腹直肌鞘、白线的位置及构成。腹股沟管的位置、组成和内容。腹股沟三角的位置和境界；腹后壁肌的位置和形态。

3.了解　肌的分类、构造和辅助结构，面肌的分布特点；颈肌的分群概况。

实验材料

1.暴露全身肌肉的男性和女性标本。

2.人体全身肌肉模型。

3.头颈肌模型。

4.膈模型。

实验内容

1.观察全身肌肉及相关结构　在暴露全身肌肉的标本上观察长肌、短肌、扁肌和轮匝肌的形态，区分肌腹、肌束、肌腱和腱膜等肌的结构；辨认浅筋膜、深筋膜的结构及分布部位上的差别；观察滑膜囊及腱鞘的形态、位置和构成。

2.在暴露全身肌肉的标本上结合头颈肌模型观察头颈部肌肉的组成、位置与形态

（1）头肌：观察枕额肌的位置和构造特点，眼轮匝肌、口轮匝肌、颊肌的形态和位置；结合活体运动，验证枕额肌、眼轮匝肌、口轮匝肌的功能。辨认观察咬肌、颞肌、翼内肌与翼外肌的位置与形态。结合活体运动，验证咬肌与颞肌的功能。

（2）颈肌：观察胸锁乳突肌的起止、形态和位置；结合活体触摸并辨认该肌的轮廓；区分舌骨上、下肌群的组成及排列；观察前、中斜角肌的位置，斜角肌间隙的围成及穿经的锁骨下动脉和臂丛。结合活体运动，验证胸锁乳突肌的功能。

3.在暴露全身肌肉的标本上结合膈模型区分躯干肌各部肌肉的分群、组成、位置

（1）背肌：观察斜方肌、背阔肌的位置形态，辨认肌束的方向，查认其起止。区分肩胛提肌、菱形肌、后锯肌、竖脊肌的形态、位置，在活体上触摸竖脊肌的轮廓。结合活体运动，验证背阔肌、斜方肌与竖脊肌的功能。

（2）胸肌：观察胸大小肌、前锯肌的位置、形态，查认其起止。在活体上触摸胸大肌的轮廓；辨认肋间内外肌，查看其肌束方向。结合活体运动，验证胸大肌的功能。

（3）腹肌：观察腹直肌的位置、形态，查看腱划的数目及其与腹直肌鞘前层的关系，弓状线的形成与位置，弓状线以下腹直肌后面与腹横筋膜的关系；观察腹外斜肌、

腹内斜肌、腹横肌各肌腱性部和肌性部，肌纤维走向及形成的结构（腹股沟韧带、腹股沟管皮下环、腹股沟管腹环、腹股沟镰、腔隙韧带、耻骨梳韧带、提睾肌）；区分三层扁肌腱膜与腹直肌鞘的关系；观察腹股沟管的位置、组成、精索（或子宫圆韧带）等以及腹股沟三角的位置和边界。

（4）膈：观察膈的位置、形态和附着部位，辨认食管裂孔、主动脉裂孔、腔静脉孔的位置及通过的结构，腰肋三角和胸肋三角的位置。结合活体运动，验证膈肌的功能。

（5）会阴肌：在会阴肌标本或模型上观察肛提肌、会阴深横肌和尿道括约肌，检查穿过盆膈和尿生殖膈的结构。

（江　林　李桂成　张庆金）

实验七　肌学——上肢肌与下肢肌

实验目的

1. 掌握　三角肌的位置、起止和作用，臂肌及前臂肌的分群、分层，肱二头肌、肱三头肌的位置和起止；髂腰肌的起止，髋肌后群各肌的位置、形态；臀大肌、臀中肌的起止；股四头肌、股二头肌的起止；小腿三头肌的起止。

2. 熟悉　髋前群肌各肌的位置、形态；大腿前、内侧，后群肌各肌的位置、形态；小腿前、外侧，后群肌各肌的位置、形态；手肌的分群，各群肌的名称及位置；上肢肌与下肢肌的局部记载——三边孔、四边孔、梨状肌上孔、梨状肌下孔、股三角、收肌管、腘窝的位置与围成及内容物。

3. 了解　除三角肌外余下肩带肌的位置，足肌的分群及各群肌的名称与位置。

实验材料

1. 暴露全身肌肉的男性和女性标本。

2. 人体全身肌肉模型。

实验内容

1. 在暴露全身肌肉的标本上观察上肢肌肉的组成、位置与形态

（1）肩肌：观察肩带各肌的位置、形态；查看三角肌的起止，当肩关节外展时，在体表确认其轮廓；辨认肩胛下肌、冈上肌、冈下肌、大圆肌和小圆肌的位置与形态。结合活体运动，验证三角肌的功能。

（2）臂肌：观察臂肌、前臂肌的分群，查认各群肌的分层，各肌的位置形态及其排列；查看肱二头肌、肱三头肌的起止；结合活体触摸该二肌的轮廓；摸认桡侧腕屈

肌腱，掌长肌腱，拇长、短伸肌腱、拇长屈肌腱及指伸肌腱；观察"解剖鼻烟壶"；结合活体运动，验证肱二头肌、肱三头肌的功能。

（3）手肌：观察手掌内、外侧群肌及中间群各肌的位置和形态，手腱滑液鞘的位置、形态和连通。

（4）观察三边孔、四边孔、腋窝、肘窝、腕管的位置及围成，辨认其中内容物。

2. 在暴露全身肌肉的标本上观察下肢肌肉的组成、位置与形态

（1）髋肌：观察髂腰肌的组成、位置、形态，查看其起止及其与髋关节的位置关系；观察臀大肌的起止和形态；区分臀中肌、臀小肌、梨状肌、闭孔外肌的形态及其排列；辨认闭孔外肌。在活体上触摸辨认臀大肌的轮廓。结合活体运动，验证臀大肌的功能。

（2）大腿肌：观察股前群肌中股四头肌的四个头的排列、起止及其与髌韧带的位置关系，并在自身摸辨髌韧带；在活体上触摸辨认股四头肌的轮廓；查看缝匠肌的位置、形态及其与髋、膝关节的位置关系；辨认股肌内侧群肌中股薄肌、耻骨肌、长收肌、短收肌、大收肌的位置、形态和排列及其与髋关节的位置关系。结合活体运动，验证股四头肌与缝匠肌的功能。

（3）小腿肌：观察胫骨前肌、拇长伸肌、趾长伸肌的位置、形态和排列以及各肌腱走行方向及其与距小腿关节的位置关系，辨认腓骨长、短肌的位置、形态及其与距小腿关节的位置关系，观察腓肠肌、比目鱼肌的形态、位置，跟腱的形成、起止部位及其与膝关节、距小腿关节的位置关系。区分胫骨后肌、拇长屈肌、趾长伸肌的位置、形态及其肌腱与距小腿关节的位置关系。

（4）观察梨状肌上孔、梨状肌下孔、股三角、收肌管、腘窝的位置、形态与围成及其内容物。

（江　林　李桂成　张庆金）

实验八　消化系统

实验目的

1. 掌握　消化管各段位置、形态、分部、结构和连续关系，肝的位置、形态、体表投影，明确肝的毗邻；胆囊的位置、形态，胆囊底的体表投影；肝外胆道的组成和连通关系；胰的位置和形态。

2. 熟悉　唾液腺的组成、位置、导管开口的部位。

3. 了解　食管、胃、直肠的毗邻。

┣ 实验材料

1. 暴露胸、腹部器官的男、女性标本。

2. 人体半身模型（显示胸、腹腔器官及胸腹后壁结构）。

3. 头颈部正中矢状切标本和模型。

4. 分离的牙、食管、胃、小肠、大肠、肝、胰、回盲部和直肠的标本和模型。

5. 男、女性骨盆正中矢状切标本和模型。

6. 肝的血管铸形标本。

7. 镜子。

┣ 实验内容

1. 结合活体观察消化管起始段（口腔）的主要结构

（1）观察活体口腔：

①辨认人中和鼻唇沟。

②在口腔颊黏膜处寻认腮腺导管的开口。

③观察软腭游离缘、腭垂、腭舌弓、腭咽弓的形态，查看咽峡的围成。

④确认腭扁桃体的位置。

⑤观察舌的形态、分部和色泽，辨认舌苔、舌乳头、舌系带、舌下襞和舌下阜。

⑥观察牙的排列，牙冠的形态，牙龈的位置、形态、色泽，计数牙的总数和各种牙的数目。

（2）在头颈部正中矢状切标本上观察舌和扁桃体的位置、舌内肌束走向、颏舌肌的位置及纤维走向，结合活体运动，验证颏舌肌的功能。

（3）在牙的模型上观察牙的釉质、牙质、牙骨质、牙腔、牙根管等结构，查看各种牙牙根的数目。

2. 在头颈部正中矢状切标本上观察并确认咽的位置、分部及咽与鼻腔、口腔，喉腔的连通关系　辨认咽各部的结构：鼻咽部咽扁桃体、咽隐窝、咽鼓管咽口、咽鼓管圆枕，口咽部的腭扁桃体、舌会厌谷，喉咽部的梨状隐窝。

3. 在头颈部正中矢状切标本及半身模型上观察食管的形态和三处狭窄，确认食管颈段与胸段的毗邻。

4. 在标本上观察胃的位置、形态，确认胃的分部，明确胃各壁的毗邻。结合分离标本观察胃襞、胃小凹及幽门括约肌的形态、位置。

5. 在标本上观察十二指肠的分部和各部的位置，确认十二指肠与胰头的关系，辨认十二指肠空肠曲，寻认十二指肠悬肌。查看十二指肠纵襞、十二指肠大乳头、十二指肠小乳头和肝胰壶腹的开口。观察空、回肠在腹腔内的位置，小肠系膜根的走向，比较空、回肠肠壁的差异及环状襞的形态与疏密及淋巴滤泡的形态与分布状况。

6. 在标本上观察盲肠的位置、形态及其与回肠的连续；查看阑尾的形态、位置、阑尾系膜，确定阑尾根部与三条结肠带的位置关系；辨认回盲瓣、回盲口、阑尾开口；在活体上验证阑尾根部的体表投影。

依次观察各段结肠的形态、位置和活动度，确定结肠右、左曲及其与肝、脾的位置关系；辨认结肠带、结肠袋和肠脂垂；比较大、小肠黏膜的形态差异；观察直肠的位置及其在矢状面的弯曲，结合骨盆正中矢状切标本和模型明确直肠邻接器官的性别差异；观察直肠横襞、肛管黏膜的肛柱、肛瓣、肛窦、齿状线、肛梳的形态和肛门内外括约肌的位置。

7. 在标本上观察肝的位置 辨认肝的体表投影，明确肝的毗邻。查看冠状韧带，镰状韧带在肝膈面的附着部位。观察肝、胆囊的形态、分部；肝外胆道的组成及其联属，察看胆总管穿经十二指肠的部位，寻认胆总管的开口。

8. 在标本上观察胰的位置、形态、分部 确认胰头与十二指肠、胰尾与脾的位置关系。

（江　林　李桂成　张庆金）

实验九　呼吸系统

实验目的

1. 掌握　鼻腔外侧壁的结构，鼻旁窦的组成、形态特点及开口部位；喉腔黏膜结构及喉腔分部；气管的位置、分部和主要毗邻；左、右主支气管的差别；肺的位置、形态，左、右肺的区别和肺的分叶；胸膜的配布和胸膜腔的构成，肋膈隐窝的位置。

2. 熟悉　鼻的分部，喉的体表结构，喉软骨的形态、位置、连结概况，纵隔的边界、分部和主要结构。

3. 了解　肺段支气管。

实验材料

1. 暴露胸、腹部器官的男性和女性标本。

2. 人体半身模型（显示内脏及胸腹后壁结构）。

3. 头颈部正中矢状切标本和模型。

4. 鼻旁窦标本和模型。

5. 肺、气管和主支气管模型，喉的标本与模型。

6.肺段透明模型、肺小叶、纵隔模型。

✚ 实验内容

1.在活体上确认鼻根、鼻背、鼻尖、鼻翼和鼻孔

2.在头颈部正中矢状切标本或模型上区分鼻和鼻窦各相关结构 区分鼻前庭、固有鼻腔,辨认嗅区和呼吸区的范围,确认鼻甲、鼻道和蝶筛隐窝;结合鼻旁窦标本和模型辨认上颌窦、额窦、蝶窦及筛窦的位置和开口,比较各窦的形态和特点。

3.在活体触摸辨别喉的相关结构 触摸喉结、甲状软骨上切迹、环状软骨,查看吞咽时候的活动情况;观察喉的位置。结合模型标本识别甲状软骨、环状软骨、杓状软骨和会厌软骨的形态及其连结。

4.结合标本模型观察喉的位置和组成 辨认前庭襞、声襞、喉室;比较前庭裂、声门裂的大小;确认喉前庭、喉中间腔、声门下腔的范围。

5.结合模型观察气管的颈段及其毗邻 观察气管软骨及其后壁的形态;辨认气管隆嵴的位置与形态,比较左右主支气管的形态差异。

6.结合分离标本或模型观察肺的位置及其毗邻 观察左右肺的形态差别,肺裂、肺的分叶,识别肺门各结构及其排列关系;查看肺叶支气管、肺段支气管及其分支。

7.在标本上观察脏胸膜和壁胸膜 观察脏胸膜和壁胸膜的配布、壁胸膜的分部,胸膜顶及肋膈隐窝的位置及胸膜顶的毗邻。

8.结合纵隔模型观察纵隔的境界、分部,辨认主要结构

(蔡科军 李桂成 张庆金)

实验十 泌尿系统、生殖系统

✚ 实验目的

1.掌握 肾的位置、形态、构造,肾的被膜和包被概况;输尿管的形态、分部和狭窄;膀胱的形态、位置和主要毗邻,膀胱三角的含义及临床意义;男性生殖系统各器官(睾丸、附睾、输精管、前列腺、男性尿道)的位置、形态、分部及结构特点;女性生殖系统各器官(卵巢、输卵管、子宫)的位置、形态和相互间的关系;卵巢和子宫的固定装置。

2.熟悉 肾的主要毗邻关系,输尿管各部的主要毗邻关系;男性射精管、精囊腺、尿道球腺的位置形态;女性阴道穹的位置与分部。

实验材料

1. 暴露胸、腹部器官的男性和女性标本。

2. 人体半身模型（显示内脏及胸腹后壁结构）。

3. 男、女性骨盆正中矢状切标本和模型。

4. 肾、输尿管、肾额状切面、膀胱黏膜标本与膀胱相连的游离标本和模型。

5. 男性和女性盆腔正中矢状切标本、模型。

6. 男性和女性生殖器概观标本、模型。

实验内容

1. 在标本上观察肾及相关结构　肾的位置、形态，查肾前、后面的毗邻器官与结构，比较左、右肾的位置差异及各自与第 12 肋的关系；观察肾门并辨认出入肾门的结构及排列、肾窦及其内容物；区分肾额状剖面各结构。

2. 在男性标本上寻认输尿管并追踪其行程和形态　查看与输尿管交叉的结构；观察膀胱的位置、形态和毗邻，在分离标本上寻认输尿管口和尿道内口，并观察输尿管间襞及膀胱三角的黏膜特点。

3. 在标本上观察睾丸、附睾的位置和形态　睾丸鞘膜的性状及脏、壁层的配布以及鞘膜腔；追踪输精管的行程和终止，触摸其硬度；检查精索的位置和构成，查看精囊、前列腺的位置、形态，精囊与输精管壶腹的位置关系，前列腺与膀胱颈、尿生殖膈和直肠的位置关系。

4. 结合标本区分阴茎头、阴茎体和阴茎根　观察阴茎的构造和三个海绵体的位置和形态关系；查看阴茎包皮及阴茎系带的位置和构成；观察阴囊的构造和内容辨认男性尿道分部，两个弯曲，三个狭窄，三个膨大的形态和部位。

5. 在女性标本上观察卵巢及相关结构　观察卵巢的位置，形态及其与子宫阔韧带的关系；查看卵巢悬韧带、卵巢固有韧带和卵巢系膜；寻认输卵管；查看输卵管的分部及各部的形态特征。

6. 结合模型观察子宫及相关结构　观察子宫位置，辨认子宫和膀胱、尿道及直肠的位置关系；区分子宫的形态和分部、子宫腔与子宫颈管的形态及其连通关系；辨认子宫阔韧带，子宫圆韧带，骶子宫韧带、子宫主韧带的位置、附着部位及其构成。

7. 在女性盆腔矢状切标本或模型上观察阴道及相关结构　观察阴道的位置和毗邻；查看阴道穹的构成，以及阴道后穹与直肠子宫陷凹的位置关系；在女性标本上辨认阴阜、大阴唇、小阴唇、阴道前庭、阴蒂及尿道内口与阴道口的位置关系。

（江　林　李桂成　张庆金）

实验十一　乳房、腹膜、会阴、内分泌系统

✚ 实验目的

1. **掌握**　乳房的位置、形态和结构，腹膜的配布和腹膜腔的形成；大网膜、小网膜、网膜囊、网膜孔的位置与交通；会阴的分部及通过结构；甲状腺、甲状旁腺、肾上腺、脑垂体及松果体的位置与形态。

2. **熟悉**　腹膜形成的韧带。

3. **了解**　腹膜的分部、腹膜间隙的位置和交通，甲状腺、甲状旁腺、肾上腺、脑垂体及松果体的功能。

✚ 实验材料

1. 暴露胸、腹部器官的男性和女性标本。

2. 人体半身模型（头颈部做正中矢状切并显示内脏及胸腹后壁结构）。

3. 女性骨盆标本与模型。

4. 会阴模型。

5. 女性乳房标本。

✚ 实验内容

1. **结合女性乳房标本观察乳房及相关结构**　观察乳头、乳晕、输乳管的排列方向和乳房悬韧带的形态特点。

2. **在尸体标本上观察腹腔相关结构**　观察壁腹膜、脏腹膜的配布和腹膜腔的形成，大网膜的形态，小网膜的位置、组成，检查小网膜右缘通过的主要结构及网膜孔的位置和围成；探查网膜囊，明确其位置，范围和交通。观察冠状韧带、镰状韧带和肝圆韧带的附着；肠系膜的形态及肠系膜根的附着部位；横结肠、乙状结肠系膜的形态，注意各系膜内包含的血管等结构。

3. **在腹前壁后面观察相关结构**　确认腹股沟内外侧窝、直肠膀胱陷凹、直肠子宫陷凹和膀胱子宫陷凹的位置。

4. **在尸体标本上观察各器官与腹膜的关系**　胃、空、回肠、盲肠、阑尾、升结肠、横结肠、乙状结肠、肝、脾、膀胱、子宫等器官被腹膜覆盖的范围，以确定器官的类型；查看腹膜腔、腹膜间隙及其交通情况。

5. **结合会阴模型观察其相关结构**　观察会阴的范围；狭义会阴的位置；盆底肌及会阴诸肌；查看坐骨直肠窝的位置、形态；穿过会阴的结构。

（林俊华　李桂成　张庆金）

实验十二　心

心是血液循环的动力器官，主要由心肌构成。心腔分为心房和心室，心房以房间隔分隔为左心房和右心房；心室以室间隔分隔为左心室和右心室；即心有四个腔，分别称为左心房、左心室、右心房、右心室。左、右半心互不相通，左半心内流动着氧浓度高二氧化碳浓度低的动脉血，右半心内则流动着二氧化碳浓度高氧浓度低的静脉血。正常情况下，动脉、静脉血互不相混。心房肌和心室肌交替收缩和舒张，驱使血液按一定的循环路径和方向周而复始的运行。近年的研究发现，心脏不仅是血液循环的动力器官，而且有重要的内分泌作用。

实验目的

1. 掌握　血液循环的概念及大、小循环的途径与特点，心的位置、形态、构造，心的传导系统、营养心的血管及心包腔的概念。

2. 熟悉　各个心腔内的结构，纤维性心包及浆膜性心包的特点。

3. 了解　心的静脉，心脏的体表投影。

实验材料

1. 暴露心及全身血管的尸体标本一具。

2. 心脏搏动与血液循环电动模型。

3. 心脏传导系统电动模型。

4. 分离的心脏标本及心的解剖标本（示心间隔、心肌、心瓣膜等）。

5. 心的瓶装标本（示心的血管、房室口、心肌层等）及心血管铸形标本。

实验内容

1. 在心脏搏动与血液循环电动模型上观察心脏搏动及血液循环途径　每个心动周期包括心房的收缩与舒张及心室的收缩与舒张，当心房收缩时，心室舒张，血液从心房射入心室，当心室收缩时，心房舒张，血液自心室射入大动脉。血液循环分为体循环和肺循环。体循环又称大循环，起自左心室，血液经主动脉及各级动脉分支、毛细血管、上、下腔静脉回流到右心房。肺循环又称小循环，起自右心室，血液经肺动脉、肺、肺静脉回流到左心房。在电动模型上可以看到血液的流动方向及血液性质的改变。

2. 在暴露心及全身血管的尸体标本上观察心脏的位置　心被心包包裹，位于胸腔中纵隔，约2/3在身体正中矢状面的左侧，1/3在右侧；心的前方对着胸骨体和第2~6肋软骨，后方平对第5~8胸椎，两侧与纵隔胸膜和肺相邻，上方连着出入心的大血管，下方贴于膈的中心腱上。

3. 在分离的心脏标本上观察心的形态　心外形结构包括一底、一尖、两面（前面和膈面）、三缘（左缘、右缘和下缘）、四沟（前室间沟、后室间沟、冠状沟和房间沟）。

4. 在心的解剖标本上观察心腔的结构　心腔有 4 个，分别为左心房、左心室、右心房、右心室。

5. 在心的解剖标本及瓶装标本上观察心的构造　心壁的构造有 3 层，从内向外为心内膜、心肌层和心外膜。左半心和右半心分别由房间隔和室间隔分隔。

6. 在心脏传导系统电动模型上观察心脏起搏信号的传递过程及心脏搏动特点　心传导系统位于心壁内，由特殊心肌细胞组成，包括窦房结、房室结、房室束、左和右束支以及 Purkinje 纤维网等，其主要功能是产生及传导冲动、维持心的正常节律，并使心房收缩与心室收缩保持协调。

7. 在心的瓶装标本及心血管铸形标本上观察心的血管　心的动脉来自升主动脉分出的左、右冠状动脉。右冠状动脉由右心耳与肺动脉干之间进入冠状沟，绕至心的后面房室交点处分为 2 个终支，即后室间支和左室后支。左冠状动脉由左心耳与肺动脉干之间入冠状沟，然后分为前室间支和旋支。

8. 在暴露心及全身血管的尸体标本上观察心包　心包是一个纤维浆膜囊，包裹心及大血管根部，可分为纤维心包和浆膜心包；浆膜心包脏层与壁层移行后形成的密闭腔隙即为心包腔。

（林俊华　张庆金　李桂成）

实验十三　动　脉

动脉是由心室发出的血管。动脉在行径中不断分支，愈分愈细，小动脉最后移行为毛细血管。全身动脉可分为肺循环的动脉和体循环的动脉。

实验目的

1. 掌握　肺动脉干和左、右肺动脉的行径及动脉韧带的位置，主动脉的分部及升主动脉和主动脉弓的起止、位置和分支；颈总动脉与颈外动脉的行径、分支、分布；颈动脉窦和颈动脉小球的位置和功能；上肢及下肢动脉干的名称、起止、行径和分布范围；女性子宫动脉的行径、分布及其与输尿管的关系；全身主要动脉的搏动点和压迫止血点（颈总动脉、面动脉、颞浅动脉、锁骨下动脉、肱动脉、股动脉）。

2. 熟悉　胸主动脉及其分支动脉的起止、行径、分支和分布范围，腹主动脉的起止和主要分支、分布；髂内动脉分支的行径和分布范围。

3.了解　动脉、静脉和毛细血管的结构特点，血管吻合和侧支循环的概念；髂总动脉的起止和行径。

实验材料

1.心脏搏动与血液循环电动模型。

2.已暴露心及全身血管的尸体标本一具。

3.头、面、颈部解剖和颈部血管配布模型（显示肺动脉、主动脉、主动脉弓三大分支及头颈部主要动脉）。

4.暴露胸、腹后壁血管分布的半身模型或标本。

5.男性、女性盆部经膀胱冠状切模型各一（显示男性、女性盆腔动、静脉分布）。

6.暴露上肢、下肢血管的陈列标本或尸体标本。

7.显示腹主动脉发出的各脏支动脉分布的标本。

8.心及部分重要血管的解剖录像。

实验内容

1.在暴露胸、腹后壁血管分布的半身模型或标本上观察主动脉　根据主动脉走行部位和形态，以胸骨角平面将主动脉分为升主动脉、主动脉弓和降主动脉三段。升主动脉发自左心室，位于肺动脉干与上腔静脉之间，向右前上方行至右侧第2胸肋关节后方移行为主动脉弓，升主动脉根部发出左、右冠状动脉。主动脉弓呈弓形向左后行，至脊柱左侧第4胸椎下缘续为降主动脉，降主动脉沿脊柱左前方下行，至第4腰椎高度分为左、右髂总动脉降主动脉以膈的主动脉裂孔分为胸主动脉和腹主动脉。主动脉弓的上缘平胸骨柄中部或稍上方，下缘平胸骨角，小儿主动脉弓位置略高。主动脉弓的上缘发出三大分支，从右向左分别为头臂干，左颈总动脉和左锁骨下动脉，其中头臂干斜行至右胸锁关节后方进一步分出右颈总动脉和右锁骨下动脉。

2.在头、面、颈部解剖和颈部血管配布模型或尸体标本上观察头颈部及上肢动脉的动脉干及其分支　右颈总动脉起自头臂干，左颈总动脉直接起自主动脉弓。两侧颈总动脉均沿食管、气管和喉的外侧上升，到甲状软骨上缘处分为颈内动脉和颈外动脉。颈总动脉外侧有颈内静脉，两者间的后方有迷走神经，三者共同包于颈动脉鞘内。

颈外动脉位于颈内动脉前内侧，经其前方转至外侧上行，穿腮腺，在下颌骨髁突后方移行为颞浅动脉与上颌动脉，颈外动脉的主要分支有：①甲状腺上动脉；②舌动脉；③面动脉；④颞浅动脉；⑤上颌动脉；⑥枕动脉；⑦耳后动脉；⑧咽升动脉。锁骨下动脉右侧起自头臂干，左侧起自主动脉弓，出胸廓上口弯向外，在锁骨与第1肋之间通过，到第1肋外侧缘处移行为腋动脉。

锁骨下动脉的主要分支如下：①椎动脉；②胸廓内动脉；③甲状颈干；④肋颈干。

3. 在暴露上肢血管的陈列标本或尸体标本上观察上肢动脉

（1）腋动脉：行于腋窝深部，至大圆肌下缘移行为肱动脉。

①胸肩峰动脉：分布于胸大肌、胸小肌、三角肌、肩关节。

②胸外侧动脉：分布于胸大肌、胸小肌、前锯肌、乳房。

③肩峰下动脉：肩背动脉——分布于背阔肌、前锯肌；旋肩胛动脉——穿三边孔分布于冈下窝诸肌；旋肱后动脉——穿过四边孔，绕肱骨外科颈至肩关节及附近诸肌。

（2）肱动脉：沿肱二头肌内侧下行至肘窝，平桡骨颈平面分为桡动脉和尺动脉。

①肱深动脉：伴桡神经沿桡神经沟下行，分布于肱三头肌、肱骨，末端终支加入肘关节动脉网。

②尺侧上、下副动脉：参与肘关节动脉网组成。

（3）桡动脉：先经肱桡肌和旋前圆肌之间，继而在肱桡肌腱和桡侧腕屈肌腱之间下行，绕桡骨茎突至手背，穿第 1 掌骨间隙至手掌。

①终支：与尺动脉掌深支吻合形成掌深弓。

②掌浅支：在桡腕关节处发出，下行至手掌与尺动脉吻合形成掌浅弓。

（4）尺动脉：在尺侧腕屈肌与指浅屈肌之间下行，经豌豆骨桡侧至手掌。

①骨间总动脉：又分为骨间前动脉和骨间后动脉，分布于前臂肌和尺、桡骨。

②终支：与桡动脉掌浅支吻合形成掌浅弓。

③掌深支：与桡动脉掌终支吻合形成掌深弓。

4. 在暴露胸、腹后壁血管分布的半身模型或标本上观察胸主动脉　降主动脉胸段又称为胸主动脉。胸主动脉在第 4 胸椎下缘处续接主动脉弓，沿脊柱左前方下行，穿膈的主动脉裂孔移行为腹主动脉。胸主动脉的分支包括以下几支。

（1）脏支：①支气管动脉；②食管支；③心包支。它们分布于同名器官。

（2）壁支：①肋间后动脉（3~11 对），走行在第 3~11 肋间隙内；②肋下动脉（1 对），走行在第 12 肋下缘；③膈上动脉有 2~3 支由胸主动脉下部发出，分布于膈上面的后部。壁支主要分布到胸、腹壁的肌肉和皮肤。第 1~2 肋间后动脉来源于锁骨下动脉发出的肋颈干。

5. 在显示腹主动脉发出的各脏支动脉分布的标本上观察腹主动脉　腹主动脉的分支包括壁支和脏支。

（1）壁支：1 对膈下动脉、4 对腰动脉、1 支骶正中动脉。

（2）脏支有成对的和不成对的。成对的有肾上腺中动脉、肾动脉、睾丸动脉（男性）或卵巢动脉（女性）；不成对的有腹腔干、肠系膜上动脉、肠系膜下动脉。

①腹腔干：分支包括胃左动脉、肝总动脉、脾动脉。

②肠系膜上动脉：分支包括胰十二指肠下动脉、空肠动脉、回肠动脉、回结肠动脉、右结肠动脉、中结肠动脉。

③肠系膜下动脉：分支包括左结肠动脉、乙状结肠动脉、直肠上动脉。

6. 在盆部经膀胱冠状切模型及暴露下肢血管的陈列标本或尸体标本上观察盆部动脉

髂总动脉于第四腰椎高度自腹主动脉发出后，行向外下至骶髂关节前方分为髂外动脉和髂内动脉。髂内动脉为一短干，长约 4cm，于骶髂关节前方由髂总动脉分出后，斜向内下进入盆腔，其前外侧有输尿管越过，后方邻近腰骶干，髂内动脉和闭孔神经行于其内侧。主干行至坐骨大孔上缘处一般分为前、后两干，前干分支多至脏器，后干分支多至盆壁。髂内动脉按其分布，又可分为壁支与脏支。

（1）壁支。

①髂腰动脉：起自后干，向后外方斜行，分布于髂骨、髂腰肌、腰方肌和脊髓等。

②骶外侧动脉：起自后干，沿骶前孔内侧下行，分布于梨状肌、尾骨肌、肛提肌和骶管内各结构。

③臀上动脉：起自后干，多在腰骶干与第 1 骶神经之间，向下穿梨状肌上孔至臀部，分布于臀肌及髋关节。

④臀下动脉：起自前干，多在第 2、3 骶神经之间，向下穿梨状肌下孔至臀部，分布于邻近结构。

⑤闭孔动脉：起自前干，与同名静脉和神经伴行，沿盆侧壁经闭膜管至股部，分布于邻近诸肌及髋关节。该动脉穿闭膜管前尚发出一耻骨支，与腹壁下动脉的耻骨支在耻骨上支后面吻合，有时吻合支粗大，形成异常闭孔动脉，出现率占 17.95%，行经股环或腔隙韧带的深面，向下进入闭膜管。在施行股疝手术需切开腔隙韧带时，应特别注意有无异常闭孔动脉，避免伤及，以防出血。

（2）脏支：包括膀胱上动脉、膀胱下动脉、子宫动脉、脐动脉、直肠下动脉以及阴部内动脉等。骶正中动脉亦分布于盆部。

7. 在暴露下肢血管的陈列标本或尸体标本上观察下肢的动脉。

（1）股动脉：股动脉于腹股沟韧带中点深面移行自髂外动脉，行于股三角内，穿收肌管后再穿收肌腱裂孔移行为腘动脉，其主要分支有以下几支。

①腹壁浅动脉、旋髂浅动脉及阴部外动脉等。

②股深动脉其主要分支有：旋股外侧动脉、旋股内侧动脉、穿动脉。

（2）腘动脉：腘动脉位置较深，邻贴股骨腘面及膝关节囊后部。沿半腱肌外缘向外斜行，至股骨髁间窝水平居膝后中部，而后垂直向下达腘肌下缘，分为胫前动脉和胫后动脉。

①胫后动脉：发出腓动脉、胫骨滋养动脉、足底内侧动脉、足底外侧动脉。

②胫前动脉：直接延续为足背动脉。

（林俊华　张庆金　李桂成）

实验十四 静 脉

静脉是导血回心的血管，起始于毛细血管，终止于心房。一些静脉管腔中有瓣膜，可以防止血液倒流。静脉一般分浅静脉、深静脉两种，浅静脉行于皮下浅筋膜内，又称皮下静脉；深静脉一般与动脉同名伴行。

实验目的

1. 掌握　上腔静脉系及下腔静脉系的组成及收纳范围，静脉角、危险三角及乳糜池的概念；头颈部的静脉收纳情况；肝门静脉系统的组成、收纳范围、主要属支及临床意义；上肢及下肢主要浅静脉（头静脉、贵要静脉、肘正中静脉、大隐静脉、小隐静脉）的位置、收纳范围及临床意义。

2. 熟悉　颅内外静脉的交通情况，奇静脉、半奇静脉及副半奇静脉的位置及临床意义。

3. 了解　胸、腹部及四肢的深静脉。

实验材料

1. 心脏搏动与血液循环电动模型。
2. 已暴露心及全身血管的尸体标本一具。
3. 暴露胸、腹后壁血管分布的半身模型或标本。
4. 头、面、颈部解剖和颈部血管配布模型。
5. 男性、女性盆部经膀胱冠状切模型各一（显示男性、女性盆腔动、静脉分布）。
6. 暴露上肢、下肢血管的陈列标本或尸体标本。
7. 肝门静脉系电动模型。

实验内容

1. 在尸体标本或相关模型、标本上观察上腔静脉系的结构　上腔静脉为一粗大的静脉干，在右侧第一胸肋关节后方由左、右头臂静脉汇合而成，注入右心房。

（1）头臂静脉：左右各一，在胸锁关节的后方由同侧的锁骨下静脉和颈内静脉汇合而成，汇合处形成的夹角称静脉角，是淋巴导管注入静脉的部位。

①颈内静脉：收纳头颈部的静脉血，上端于颈静脉孔处与乙状窦相续，行于颈动脉鞘内，注入头臂静脉，其属支包括颅外支和颅内支，颅外支主要有面静脉、下颌后静脉、咽静脉、舌静脉、甲状腺上中静脉。

面静脉：起于内眦静脉，伴面动脉行至下颌角处与下颌后静脉汇合后注入颈内静脉。

下颌后静脉：由颞浅静脉和上颌静脉汇合而成。

②锁骨下静脉：于第 1 肋外侧缘续接腋静脉，弓形向内至胸锁关节后方与颈内静脉汇合形成头臂静脉。

③颈外静脉：颈部最大的浅静脉，贴胸锁乳突肌的浅面下行，注入锁骨下静脉。

（2）上肢静脉。

①深静脉：腋静脉，由肱静脉汇合而成。

②浅静脉：头静脉、贵要静脉、肘正中静脉。

头静脉：手背静脉网的桡侧→前臂桡侧→肱二头肌外侧沟→三角肌胸大肌间沟→注入腋静脉或锁骨下静脉。

贵要静脉：手背静脉网的尺侧→前臂尺侧→肱二头肌内侧沟→于臂中部注入肱静脉或腋静脉。

肘正中静脉：于肘窝处连于头静脉和贵要静脉之间。

（3）胸部的静脉。

①奇静脉：起于右腰升静脉→穿膈脚入胸腔→于右肺根上方注入上腔静脉，收集右侧肋间后静脉、食管静脉、支气管静脉及半奇静脉和副半奇静脉。

②胸前部及脐以上的静脉：浅静脉→胸腹壁静脉→腋静脉；深静脉→胸廓内静脉→头臂静脉。

2. 在尸体标本或相关模型、标本上观察下腔静脉系的结构　下腔静脉是人体最大的静脉，收集下肢、盆部和腹部的静脉血。下腔静脉由左、右髂总静脉于第 5 腰椎体右前方汇合而成。下腔静脉沿脊柱的前方伴腹主动脉的右侧上行，穿经肝的腔静脉沟及膈的腔静脉孔后至胸腔注入右心房。

（1）下腔静脉的属支。

①壁支：1 对膈下静脉、4 对腰静脉、骶正中静脉。

②脏支：右侧睾丸静脉（女性为右侧卵巢静脉）、左右肾静脉、右肾上腺静脉和肝静脉。

（2）在肝门静脉系电动模型上观察肝门静脉系：肝门静脉系由肝门静脉及其属支组成。主要由肠系膜上静脉与脾静脉在胰头和胰体交界处的后方汇合而成，相当于第 2 腰椎的高度。向右上斜行进入肝十二指肠韧带内，经肝固有动脉和胆总管的后方上行至肝门，入肝左、右叶，在肝内反复分支，最后汇入肝血窦。肝门静脉注入肝脏的血液与肝固有动脉输送至肝血窦的血液，共同经过肝细胞代谢转运后，经小静脉逐级汇入肝静脉，最后注入下腔静脉。肝门静脉的主要属支有：①脾静脉；②肠系膜上静脉；③肠系膜下静脉；④胃左静脉；⑤胃右静脉；⑥胆囊静脉；⑦附脐静脉。

肝门静脉系与上、下腔静脉系间的吻合：①通过食管静脉丛与上腔静脉相交通；②通过直肠静脉丛与下腔静脉相交通；③通过脐周静脉网分别与上、下腔静脉相交通。

3. 在盆部经膀胱冠状切模型上观察髂总静脉及其属支　髂总静脉在骶髂关节的前方，由髂内和髂外静脉汇合而成。

（1）髂内静脉。

①壁支：包括臀上静脉、臀下静脉、闭孔静脉和骶外侧静脉。

②脏支：包括膀胱静脉、前列腺静脉（男）、子宫静脉（女）、阴道静脉（女）、直肠下静脉、阴部内静脉。

（2）髂外静脉：髂外静脉由股静脉移行而来。

4. 在暴露下肢血管的标本上观察下肢的静脉

（1）下肢浅静脉：下肢浅静脉皆发自足背静脉弓，包括大隐静脉和小隐静脉。

①大隐静脉：起于足背静脉弓内侧，经内踝前方，沿小腿内侧缘伴隐神经上行，经股骨内侧髁后方约 2cm 处，进入大腿内侧部，与股内侧皮神经伴行，逐渐向前上，在耻骨结节外下方穿隐静脉裂孔，汇入股静脉。

②小隐静脉：起于足背静脉弓的外侧份，经外踝后方上升至小腿后面，上行至腓肠肌内外侧头之间的腘窝处穿深筋膜后注入腘静脉，其在小腿中、下 1/3 常有穿通支与深静脉沟通。

（2）股静脉：股静脉在收肌腱裂孔处续于腘静脉，穿经收肌管，至股三角尖时位于股动脉后方，向上至股动脉的内侧，并包在股鞘内。

（林俊华　张庆金　李桂成）

实验十五　淋巴系统

淋巴系统是脉管系统的一个重要组成部分。该系统由淋巴组织、淋巴器官、淋巴管道及其中的淋巴液组成。淋巴结的淋巴窦和淋巴管道内含有淋巴液，由组织液进入毛细淋巴管后形成，比血浆清亮，含水分较多，能从微血管壁渗入组织间隙。淋巴器官包括淋巴结、脾、胸腺和腭扁桃体等，脾脏是最大的淋巴器官，脾能过滤血液，除去衰老的红细胞，平时作为一个血库储备多余的血液。淋巴组织为含有大量淋巴细胞的网状组织。

实验目的

1. 掌握　淋巴系统的组成，胸导管和右淋巴导管的组成、收集范围、注入部位；脾的位置、形态和功能。

2. 熟悉　9 条淋巴干的名称、位置及其收纳淋巴的范围。

3. 了解　全身各部主要的淋巴结群的分布位置及临床意义。

实验材料

1. 已暴露心及全身血管、淋巴结、胸腺、胸导管的尸体标本一具。

2. 颈部血管、淋巴结配布模型，淋巴干及淋巴导管陈列标本。

3. 狗小肠活体淋巴管染色的分离标本。

4. 分离的脾标本。

实验内容

1. 在淋巴干及淋巴导管陈列标本上观察辨认淋巴干及淋巴导管的位置、行程及注入位置。9 条淋巴干汇集成 2 条淋巴导管，即胸导管和右淋巴管，分别注入左右静脉角。

（1）胸导管：胸导管是全身最粗大的淋巴管道，长 30~40cm。其下端起自乳糜池。乳糜池通常在第 12 胸椎下缘到第 1 腰椎体的前面，是由左、右腰干及肠干汇合而成的梭形膨大。胸导管起始后经主动脉裂孔入胸腔，沿脊椎右前方上行，至第 5 胸椎高度向左侧斜行，然后沿脊柱左前方上行，出胸廓上口至颈根部，呈弓形弯曲注入左静脉角。胸导管在注入静脉角之前还接纳左颈干、左锁骨下干和左支气管纵隔干。胸导管收集双下肢、盆部、腹部、左半胸部、左上肢和左半头颈部的淋巴，即全身 3/4 部位的淋巴。

（2）右淋巴导管：右淋巴导管为一短干，长约 1.5cm，由右颈干、右支气管纵隔干和右锁骨下干汇合而成，注入右静脉角。右淋巴导管收集右半颈部、右上肢、右半胸部等处的淋巴，即全身 1/4 部位的淋巴。

2. 在尸体标本及分离的脾标本上观察脾的位置与形态　脾是重要的淋巴器官，有造血、滤血、清除衰老血细胞及参与免疫反应等功能。因其含血量丰富，能够紧急向其他器官补充血液，所以有"人体血库"及"后天之本"之称。脾位于腹腔的左上方，呈扁椭圆形，暗红色、质软而脆，当局部受暴力打击易破裂出血。脾位于左季肋区胃底与膈之间，恰与第 9~11 肋相对，其长轴与第 10 肋一致。正常情况下，左肋弓下缘不能触及。脾分为内、外两面，上、下两缘，前、后两端。

3. 在淋巴结配布模型上观察全身各部主要淋巴结的分布

（1）头颈部的淋巴结：下颌下淋巴结，颈外侧浅淋巴结，颈外侧深淋巴结。

（2）上肢淋巴结：腋淋巴结（五群）。

（3）胸部的淋巴结：支气管肺淋巴结，气管支气管淋巴结，气管旁淋巴结。

（4）下肢的淋巴结：腹股沟浅淋巴结，腹股沟深淋巴结。

（5）盆部的淋巴结：髂外淋巴结，髂内淋巴结，髂总淋巴结。

（6）腹部的淋巴结：腰淋巴结，腹腔淋巴结，肠系膜上淋巴结，肠系膜下淋巴结。

（林俊华　张庆金　李桂成）

实验十六 视 器

眼又称视器，由眼球和眼副器两部分组成。眼球近似球体，由眼球壁和眼内容物组成。眼球壁由外向内分为纤维膜、血管膜和视网膜三层。眼球的内容物包括角膜、房水、晶状体和玻璃体。眼副器即睑、结膜、泪器和眼球外肌等。

实验目的

1. 掌握 视器的组成，眼球壁的层次、各层的形态结构；眼球内容物及屈光系统。
2. 熟悉 眼副器的内容，房水循环的途径、眼球外肌的作用。
3. 了解 感觉器、感受器的概念、分类。

实验材料

1. 视器的有关挂图。
2. 眼球放大模型。
3. 新鲜猪眼。
4. 多媒体。

实验内容

1. 结合眼的模型和解剖新鲜猪眼观察视器及相关结构 结合眼的模型、解剖新鲜猪眼（水平切和冠状切），结合相应挂图及活体，观察视器的组成，观察眼球壁各层的层次、分部、形态、结构和功能，及眼球内容物。

眼球由眼球壁及眼内容物构成。

（1）眼球壁：由外到内分为纤维膜、血管膜和视网膜三层。

①纤维膜（外膜）：包括前1/6的角膜和后5/6的巩膜。角膜无色透明，无血管，神经末梢丰富，曲度较大，屈光能力强；巩膜厚而坚韧，乳白色，不透明，后有视神经穿过。

②眼球血管膜（中膜）：从前向后分为虹膜、睫状体和脉络膜三部分。虹膜位于最前方、呈棕褐色圆盘形，中央有一圆形瞳孔，虹膜与角膜周缘形成的夹角，称虹膜角膜角。虹膜内有瞳孔括约肌和瞳孔开大肌可调节瞳孔的大小；睫状体：内含较发达的睫状肌，在切面上可见睫状体向内侧突起的睫状突，上面附着许多细的纤维状结构称为睫状小带，其内侧端附着于晶状体；脉络膜占眼球血管膜的后方大部分，贴于巩膜内面富含血管和色素，起营养、吸收分散光线的作用。

③视网膜（内膜）：分为视网膜盲部和视网膜视部两部分。有条件者可在活体用眼底镜观察视网膜结构，视网膜后部的视神经起始处，有一圆盘状的视神经盘，其中

央有视网膜中央动静脉穿过。在视神经盘的外下侧，有一带淡黄色的斑点，名黄斑。

（2）眼球内容物：包括房水、晶状体和玻璃体，此三者与角膜皆无色透明有屈光性，合称为眼球的屈光系统。

①眼房和房水：眼房位于角膜、晶状体和睫状体之间，被虹膜分隔为前房与后房；房水为填充于眼房内的液体，由睫状体产生经眼后房过瞳孔至眼前房后经虹膜角膜角隙收纳入巩膜静脉窦，最后汇入眼静脉。

②晶状体：呈双凸透镜状，无色透明，分晶状体囊和晶状体核两部分，周缘附着有纤细的睫状小带。

③玻璃体：无色透明的胶状物质，充填于晶状体与视网膜之间，起折光及支撑视网膜的作用。

2. 结合活体在模型上观察眼副器的结构

（1）眼睑：在活体上辨别睑裂、内眦、外眦、睑缘、泪点、睑缘腺等结构。

（2）结膜：在活体上区分睑结膜、球结膜、结膜穹窿。

（3）泪器：由泪腺和泪道构成，泪道包括泪点、泪小管、泪囊、鼻泪管四部分。泪液的流经途径：泪腺分泌泪液→结膜上穹→结膜囊→泪点→泪小管→泪囊→鼻泪管→下鼻道。

（4）眼球外肌：共七块分别是内直肌、外直肌、上直肌、下直肌、上斜肌、下斜肌和上睑提肌。结合活体眼球的运动分析它们的功能。

3. 在模型上区分眼的血管及神经

（1）血管：眼的血液供应主要为眼动脉，其发出的重要分支为视网膜中央动脉；眼的静脉主要有视网膜中央静脉，眼上、下静脉。

（2）神经：视神经主管视觉信号的传递；眼部肌肉分别由动眼神经、滑车神经、展神经及面神经支配，虹膜及睫状体内的肌肉则由内脏运动神经支配；一般感觉由眼神经管理。

4. 播放视器相关的视频录像（LASIK 手术）

（梁海明　张庆金　李桂成）

实验十七　前庭蜗器

前庭蜗器又称耳，包括前庭器和听器两部分。二者在功能上截然不同，但在结构上密不可分。耳按部位分为外耳、中耳和内耳。外耳和中耳是声波的收集和传导装置。外耳包括耳廓、外耳道和鼓膜三部分；中耳有鼓室、咽鼓管和乳突小房三部分。内耳是位觉和听觉感受器之所在，由骨迷路和膜迷路两部分构成。

■ 实验目的

1. 掌握　前庭蜗器的组成，位觉感受器和听觉感受器的作用。
2. 熟悉　外耳、中耳、内耳分部和内容，小儿咽鼓管的特点；声波的传导途径。

■ 实验材料

1. 前庭蜗器的有关挂图。
2. 耳放大模型。
3. 耳的标本（瓶装）。
4. 颞骨的锯开标本。
5. 听小骨标本和听小骨放大模型。
6. 内耳放大模型。
7. 前庭蜗器相关视频录像。

■ 实验内容

1. 结合挂图、标本、结合活体观察外耳的形态结构，外耳分为耳廓、外耳道、鼓膜三部分

（1）耳廓：在活体上观察耳廓的形态。

（2）外耳道：在放大的模型观察外耳道形态。外耳道是外耳门至鼓膜之间的弯曲管道，呈"S"形，外 1/3 为软骨部，内 2/3 为骨性部，成人检查鼓膜需将耳廓向后上方牵拉，婴儿外耳道短而直，鼓膜近于水平位，故易感染，检查鼓膜需将耳廓向后下方牵拉。

（3）鼓膜：在模型和标本上观察鼓膜的位置及形态。鼓膜位于外耳道与鼓室之间，呈卵圆形，向前向外侧倾斜并与水平面成 45°。鼓膜的中央部分向内侧凹陷，为鼓膜脐。鼓膜前下方为光锥。鼓膜上部呈三角形，薄而松弛，称松弛部，下部较大，称紧张部。鼓膜内面有锤骨柄紧密附着。

2. 结合挂图、采用放大的模型进行观察中耳的位置、形态、分部等结构

（1）鼓室：为位于颞骨岩部内含气的小腔，其有六个壁。上壁为鼓室盖壁；下壁为颈静脉壁；前壁为颈动脉壁，其上部有咽鼓管的开口；后壁为乳突壁；外侧壁为鼓膜壁；内侧壁为迷路壁，有岬、前庭窗、蜗窗、第二鼓膜、面神经管凸等结构。

鼓室内有三块听小骨：锤骨、砧骨、镫骨，其通过骨连结共同构成听小骨链。此外尚有镫骨肌和鼓膜张肌等结构。

（2）咽鼓管：咽鼓管咽口、咽鼓管鼓室口；小儿咽鼓管的特点：粗、短、直，故鼻咽部感染易转移至鼓室引起中耳炎。

（3）乳突窦和乳突小房。

3. 取耳的解剖标本和骨迷路与膜迷路模型观察内耳的位置及形态结构　内耳埋藏在颞骨岩部骨质内，由骨迷路和膜迷路两部分构成，骨迷路与膜迷路之间含外淋巴，膜迷路内含内淋巴。

（1）骨迷路：分骨半规管、前庭、耳蜗三部分。骨半规管包括前骨半规管、后骨半规管、外骨半规管；前庭上有孔分别连通于前庭阶及骨半规管，其外侧壁有前庭窗（被镫骨底封闭）、蜗窗（被第二鼓膜封闭）；耳蜗由蜗螺旋管绕蜗轴转两圈半形成，其内的管道被骨螺旋板分隔成前庭阶和鼓阶两部分。

（2）膜迷路位于骨迷路内，分膜半规管、椭圆囊和球囊、蜗管。膜半规管内有壶腹嵴，可感受头部旋转变速运动的刺激；椭圆囊和球囊内分别有椭圆囊斑和球囊斑，可感受头部静止的位置及直线变速运动刺激。蜗管内有能感受听觉刺激的螺旋器（Corti 器）。

4. 播放前庭蜗器的相关视频录像（耳蜗植入术）

（梁海明　张庆金　李桂成）

实验十八　神经系统概述，中枢神经系统——脊髓及脑

神经系统借助感受器接受机体内、外环境的各种刺激并转变为神经冲动，由传入神经至中枢完成信息整合后，再经传出神经至效应器引起相应的反应。它控制和调节其他各器官、系统的功能活动，使人体成为一个有机的整体；并使人体适应不断变化的外界环境，维持机体内环境的相对稳定，以保证生命活动的正常进行。

神经系统可分为中枢神经系统和周围神经系统。中枢神经系统包括位于颅腔内的脑和位于椎管内的脊髓；周围神经系统分布于全身各部，包括连于脑的 12 对脑神经和连于脊髓的 31 对脊神经。根据周围神经系统分布的不同，又可将其分为躯体神经和内脏神经。

实验目的

1. 掌握　神经系统的常用术语，脊髓的位置、外形；脑的分部，脑干的组成、外形和与之相连的脑神经；小脑的位置、外形和功能及小脑扁桃体的位置；背侧丘脑的位置及外形，下丘脑的组成和位置；端脑的外形和分叶、表面的主要沟回及功能定位区；基底核的组成；投射纤维的特点及临床意义。

2. 熟悉　脊髓与脑干的内部结构，间脑的分部，背侧丘脑的核团及其功能，端脑髓质的分类。

3. 了解　间脑的位置，端脑基底核的功能，脊髓与脑干的功能。

实验材料

1. 脑正中矢状面标本。

2. 切除椎管后壁的脊髓标本（瓶装）。

3. 连被膜的脑、脊髓分离标本。

4. 脊髓、脊神经根模型。

5. 脑的标本、模型。

6. 脑干和间脑的放大模型、透明脑干电动模型。

7. 端脑水平切面标本（瓶装）。

8. 中枢神经系统解剖录像及相关的挂图。

实验内容

1. 在脊髓模型及分离标本上观察脊髓的位置、形态、结构

（1）脊髓外形：扁圆柱状，两侧附着有脊神经根（前根较细、后根较粗，近椎间孔处有膨大的脊神经节）、脊髓的沟裂（前正中裂内有脊髓前动脉走行），脊髓下端的脊髓圆锥、终丝及终丝周围的马尾（两个膨大不明显）。

（2）在椎管内观察打开了被膜的脊髓：从后面观察脊髓的位置（上端在枕骨大孔处接延髓，下端在第一腰椎体平面移行为终丝）。观察脊神经出椎间孔的位置，下位腰髓和骶髓神经根在椎管内垂直下降一段在终丝周围形成的马尾后从相应的椎间孔处穿出。

（3）脊髓的被膜：从外向内依次有硬脊膜、蛛网膜、软脊膜（紧贴脊髓的表面），观察他们的特点（硬脊膜上端附着于枕骨大孔边缘，下端在 S_2 椎骨以下包绕终丝附着于尾骨的背面，两侧包绕脊神经出椎间孔移行为脊神经的被膜。蛛网膜位于硬脊膜深方的半透明薄膜，在脊髓的下端包绕终丝和尾骨。软脊膜紧贴脊髓的表面，在脊神经前、后根之间形成齿状韧带）。

（4）参照挂图复习脊髓的血管。

（5）在尸体的椎管内观察三层被膜之间的间隙：终池、硬膜外隙的形成及内容。

2. 在脑干模型、透明脑干电动模型及相关标本上观察脑干的位置、形态及内部结构

（1）脑干的腹面观察中脑、脑桥、延髓的分界。

①延髓腹侧的主要结构：锥体、锥体交叉及外侧沟附着的后四对脑神经根。

②脑桥的基底部、基底沟观察及其延髓脑桥沟附着的展神经、面神经、前庭蜗神经，基底部外侧端附着的三叉神经根。

③中脑的大脑脚、脚间窝、动眼神经的观察。借视束中脑与间脑分界。

（2）脑干的背面。

①延髓：下部——观察后正中沟及沟两侧膨大的薄束结节和楔束结节、外上方的小脑下脚（此三者构成第四脑室底的下界）；上部——中央管敞开形成第四脑室底的下部。

②脑桥：中央管敞开形成第四脑室底的上部。脑桥和延髓借第四脑室髓纹分隔。

③中脑：观察上、下丘以及下丘下方走出的滑车神经。

注意观察与脑干相连的 10 对脑神经的序数和名称。中脑连第Ⅲ、Ⅳ对脑神经；脑桥连第Ⅴ、Ⅵ、Ⅶ、Ⅷ对脑神经；延髓连第Ⅸ、Ⅹ、Ⅺ、Ⅻ对脑神经。

（3）第四脑室的观察：在脑的正中矢状切面上观察第四脑室的位置构成和交通（自己观察）。结合脑干模型观察第四脑室的顶和底。

①第四脑室的顶：顶尖部是小脑、顶的前部为前（上）髓帆、顶的后部为后（下）髓帆及第四脑室脉络组织。

②第四脑室的底：呈菱形，又称菱形窝，窝底的结构被中央的正中沟和两侧的界沟分隔，二沟之间的突起称内侧隆起，界沟外侧称外侧隆起。内侧隆起被第四脑室髓纹分为上下两部分，上部靠近第四脑室髓纹处的突起称面神经丘（深部有展神经核），下部有两个三角，位于内上方的为舌下神经三角（深部有舌下神经核），外下方的为迷走神经三角（深部有迷走神经背核）；外侧隆起在髓纹上的三角形隆起为前庭区（深部有前庭神经核），前庭区外侧端为听结节（深部有耳蜗神经核）。

3. 在小脑模型及相关标本上观察小脑的位置、形态及内部结构　小脑表面可看见许多平行的浅沟，在小脑蚓部和半球表面有一些横行的沟和裂，将小脑分成许多回、叶和小叶。小脑的上面前 1/3 与中 1/3 交界处有一呈"V"的深沟称原裂，小脑的下面凸隆近蚓部处左右各一的膨大处称小脑扁桃体。小脑可分为中央卷曲如环的缩窄称小脑蚓，两端膨大称小脑半球。观察小脑扁桃体与枕骨大孔和延髓的位置关系。理解小脑扁桃体疝。

4. 在全脑模型、透明脑干电动模型及相关标本上观察间脑的位置及分部

（1）背侧丘脑：是间脑中最大的卵圆形灰质核团，位于第三脑室的两侧，左、右丘脑借灰质团块（称中间块）相连。卵圆形的灰质块，借助下丘脑沟与下丘脑分界。

（2）后丘脑：位于丘脑枕后下方的一对卵圆形结构分别为内侧膝状体（与下丘臂相连）和外侧膝状体（视束后端）。

（3）上丘脑：位于第三脑室顶部周围，包括丘脑髓纹、缰核和松果腺。前两者属边缘系统，松果腺为内分泌器官。上丘脑与嗅觉、视觉有密切关系。

（4）下丘脑：在脑底面上观察，它包括视交叉、灰结节、漏斗、灰结节后方一对乳头体、漏斗下方接垂体，它调节着内脏系统的活动。

（5）底丘脑：调节肌张力，不易见到。

（6）第三脑室的观察：位置构成交通。

5. 在端脑水平切面标本（瓶装）及大脑标本、模型结合挂图观察端脑的形态及构造

（1）左右大脑半球的外形：在半球的上外侧面指认外侧沟和中央沟，在内侧面上指认顶枕沟。在中央沟以前为额叶，中央沟以后至顶枕沟上端至枕前切迹的连线以前为顶叶，外侧沟以下为颞叶，外侧沟深方为岛叶，顶枕沟以后为枕叶。

（2）各叶上的主要沟回。

①额叶：中央沟与中央前沟之间的中央前回，中央前沟以前的部分被与半球上缘平行的额上沟和额下沟分为额上回、额中回和额下回。

②顶叶：中央沟与中央后沟之间的中央后回，中央后沟以后的部分被与半球上缘平行的顶内沟分为顶上小叶和顶下小叶，其中顶下小叶又被分为围绕外侧沟末端的缘上回和围绕颞上沟末端的角回。

③颞叶：颞叶被与外侧沟平行的颞上沟和颞下沟分为颞上回、颞中回和颞下回（颞上回上壁埋入外侧沟的三条脑回称颞横回）。

④半球的内侧面：枕叶借顶枕沟至枕叶后端的距状沟分为上方的楔叶和下方的舌回。半球的内侧面中央弓形的白质板为胼胝体，其上方有胼胝体沟，与胼胝体沟平行的称扣带沟，两沟之间为扣带回。扣带回中份上端有中央前、后回转向脑的内侧面形成的中央旁小叶。扣带回转到脑底面延续为海马旁回（海马旁回前端为钩），海马旁回内侧由扣带沟延续而成的海马沟，此沟上端为齿状回（其外侧位于侧脑室下角底壁上的弓状隆起称为海马）。海马结构（海马＋齿状回）＋海马旁回＋扣带回等构成边缘叶。

⑤脑底面：观察嗅球、嗅束、嗅三角。

（3）端脑皮质上的主要中枢。

①第一躯体运动中枢：中央前回和中央旁小叶前部。

②第一躯体感觉中枢：中央后回和中央旁小叶后部。

③听觉中枢：颞横回。

④视觉中枢：枕叶距状沟两侧。

⑤语言中枢：运动性语言中枢（额下回后部）、书写中枢（额中回后部）、听觉性语言中枢、视觉性语言中枢。

（4）大脑髓质。

①联络纤维：连结同侧大脑半球。

②连合纤维：包括胼胝体、前连合和穹窿连合。

③投射纤维：主要是内囊。内囊位于背侧丘脑、尾状核、豆状核之间，由上行的感觉纤维和下行的运动纤维构成。在脑的水平切面上呈"＞＜"状，分为内囊前肢、内

囊膝、内囊后肢三部分。

内囊前肢：位于豆状核和尾状核之间。

内囊后肢：位于豆状核和背侧丘脑之间。有皮质脊髓束、皮质红核束、丘脑中央辐射、顶枕颞桥束、视辐射和听辐射的纤维通过。

内囊膝：位于内囊前肢和内囊后肢汇合处，有皮质核束通过。

注意理解投射纤维经内囊的上下联系。损伤后出现偏身感觉丧失、对侧偏瘫和偏盲，即"三偏综合征"。

（梁海明　张庆金　李桂成）

实验十九　中枢神经系统——传导通路、被膜、血管、脑脊液循环

实验目的

1. 掌握　躯干四肢深感觉与精细胞触觉传导通路三级神经元胞体的位置及名称，投射的中枢部位、纤维发生交叉的部位，不同部位损伤后的临床表现；躯干四肢浅感觉传导通路三级神经元胞体的位置及名称、投射的中枢部位、纤维发生交叉的部位、不同部位损伤后的临床表现；头面部浅感觉传导通路三级神经元胞体的位置及名称、投射的中枢部位、纤维发生交叉的部位；视觉传导通路三级神经元胞体的位置及名称、投射的中枢部位、纤维发生交叉的部位、不同部位损伤后的临床表现；锥体束中上、下运动神经的位置及名称、纤维发生交叉的部位、不同部位损伤后的临床表现。脑和脊髓的被膜、血管及脑脊液循环。

2. 熟悉　听觉传导通路各级神经元胞体的位置及名称、投射的中枢部位、纤维发生交叉的部位。

3. 了解　锥体外系特点。

实验材料

1. 深感觉及浅感觉传导通路模型。

2. 视觉传导通路模型及挂图。

3. 运动传导通路（锥体系）模型。

4. 脑脊液循环电动模型。

5. 脑及脊髓被膜的标本。

6. 全脑标本、模型。

7. 脑血管标本、模型。

实验内容

1. 在感觉传导通路模型及相关电动模型上观察感觉传导通路 躯干、四肢的深感觉传导通路，躯干四肢的浅感觉传导，头面部浅感觉传导通路，视觉传导通路及对光反射，听觉传导通路。

（1）躯干、四肢深感觉传导通路：三级神经元为脊神经节、薄束核与楔束核、背侧丘脑腹后外侧核；纤维于脑干内经内侧丘系交叉；纤维经内囊后肢投射至中央后回的中、上部和中央旁小叶后部。

（2）躯干、四肢浅感觉传导通路：三级神经元为脊神经节、脊髓灰质后角固有核、背侧丘脑腹后外侧核；纤维于脊髓白质前连合交叉；纤维经内囊后肢投射至中央后回的中、上部和中央旁小叶后部。

（3）头面部浅感觉传导通路：三级神经元为三叉神经节、三叉神经脑桥核和脊束核、背侧丘脑腹后内侧核；纤维于脑干的三叉丘系交叉；纤维经内囊后肢投射至中央后回的下部。

（4）视觉传导通路：三级神经元为双极细胞、节细胞、外侧膝状体；纤维于视交叉处发生部分交叉；纤维经内囊后肢后部投射至距状沟两侧皮质。视觉传导通路不同部位损伤后的临床表现：

①一侧视神经损伤：患侧眼全盲。

②视交叉中央损伤：双眼颞侧半视野偏盲。

③视交叉外侧损伤：损伤侧鼻侧半视野偏盲。

④一侧视束损伤：双眼对侧半视野偏盲。

（5）瞳孔对光反射：感受器为视网膜上的视锥细胞及视杆细胞，传入神经为视神经，对光反射中枢位于中脑顶盖前区，传出神经为动眼神经，效应器为瞳孔括约肌。

（6）在听觉传导通路模型上结合挂图观察听觉传导通路。

2. 在运动传导通路模型及电动模型上结合挂图观察锥体系和锥体外系

（1）锥体系：包括皮质脊髓束和皮质核束。

①皮质脊髓束：上运动神经元位于中央前回中、上部和中央旁小叶前部，轴突下行集合成皮质脊髓束，经内囊后肢的前部，下行经中脑，脑桥至延髓，构成锥体，大部分纤维至对侧，形成锥体交叉。交叉后下降至脊髓外侧索内形成皮质脊髓侧束，逐节终止于同侧脊髓各节的前角运动细胞，即下运动神经元；小部分纤维不交叉，下行至脊髓前索内，部分纤维经脊髓白质前联合交叉至对侧，称皮质脊髓前束，终于脊髓前角细胞。皮质脊髓束支配躯干和四肢骨骼肌。

②皮质核束：上运动神经元位于中央前回下部，轴突下行集合成皮质核（脑干）束，终止于脑神经躯体运动核，即下运动神经元。脑神经躯体运动核包括动眼神经核、滑车神经核、展神经核、三叉神经运动核、面神经核上部、疑核和副神经核等，各神经核发出纤维支配头面部骨骼肌。其中，面神经核下半部和舌下神经核只受对侧皮质核束支配，其余均受双侧皮质核束支配。结合理论课知识和模型观察，理解核上瘫和核下瘫的概念。

（2）锥体外系：认识锥体外系的组成及作用。

3. 在脑及脊髓被膜的标本上观察脑和脊髓表面的被膜结构 硬脊膜、脊髓蛛网膜和软脊膜。辨认硬膜外隙、硬膜下隙、蛛网膜下隙和终池；观察硬脑膜的双层结构，确认大脑镰、小脑幕，上矢状窦、下矢状窦、直窦、乙状窦、横窦、窦汇和海绵窦。

4. 在脑和脊髓的血管模型上观察相应血管的位置及名称 区分辨认基底动脉、大脑动脉环、大脑前动脉大脑中动脉、大脑后动脉及其主要分支、分布；脊髓前、后动脉的分支分布；大脑浅静脉，弄清硬脑膜窦的血流关系。

5. 利用脑室铸型、脑的矢状切面、脑的硬脑膜窦等标本观察脑脊液的循环途径 左、右侧脑室（经室间孔）→ 第三脑室（经中脑水管）→ 第四脑室（经正中孔和外侧孔）→ 蛛网膜下隙（经蛛网膜粒）→ 上矢状窦 → 窦汇 → 横窦 → 乙状窦 → 颈内静脉。

（梁海明　张庆金　李桂成）

实验二十　周围神经系统

实验目的

1. 掌握　脊神经的组成及分支，颈丛、臂丛、腰丛、骶丛的位置及其主要分支分布；胸神经前支分布的特点；十二对脑神经顺序、名称、连脑部位、出入颅腔位置；交感神经与副交感神经低级中枢与周围神经节的位置及名称。

2. 熟悉　十二对脑神经的主要分支分布及功能。

3. 了解　交感神经和副交感神经的分布概况。

实验材料

1. 暴露全身神经的尸体标本一具。

2. 脊髓、脊神经根模型。

3. 会阴部标本、胸腹后壁分离标本。

4. 分离脑标本。

5. 面神经、三叉神经标本和模型。

6. 植物性神经立体模型。

7. 脑干模型。

实验内容

1. 在暴露全身血管、神经的尸体标本上观察脊神经前支形成的四大神经丛

（1）颈丛：位于胸锁乳突肌上部深面，由第 1~4 颈神经前支组成，在胸锁乳突肌后缘的中点浅出，主要分支包括：膈神经、枕小神经、耳大神经、颈横神经、锁骨上神经。

（2）臂丛：利用头颈、上肢标本，在锁骨中点后方寻认臂丛，并向上追踪至颈部观察臂丛的组成。在腋窝内观察臂丛各束与腋动脉的关系，然后观察臂丛的主要分支。臂丛由第 5~8 颈神经前支和第 1 胸神经前支大部分纤维组成，穿斜角肌间隙后沿锁骨下动脉的后上方至腋窝，包绕腋动脉形成三束。其主要分支有：

①腋神经：在肱骨外科颈的后方可寻查到腋神经，支配三角肌并司其表面皮肤感觉。

②肌皮神经：在肱二头肌的深面寻认肌皮神经，观察其行程，注意肌皮神经穿喙肱肌的部位及在肘窝内的浅出部位。寻认其支配臂肌前群的肌支及分布于前臂掌面外侧半的皮支。

③正中神经：在臂下部，肱动脉和尺神经之间，寻认粗大的正中神经。在腋窝内观察其两个根与腋动脉的位置关系；向下观察其在前臂的行程及其穿过肘窝的部位。观察其支配前臂前群的各肌支；在手部观察其肌支，以及其皮支在手部的分布。

④尺神经：在肱骨内上髁的后方，寻认尺神经，观察其发出部位及其与腋动脉的位置关系；向下观察其在前臂的行程，注意其与尺动脉的位置关系。在前臂部、掌部寻认其肌支及皮支。

⑤桡神经：在腋动脉的后方查寻桡神经并观察其行程。注意此神经与肱骨桡神经沟的关系。寻找桡神经深支在肘窝穿旋后肌的部位和布于前臂后群诸肌和皮肤的分支；寻找桡神经浅支，观察其与桡动脉的伴行关系及布于手背和手指皮肤的分支。

⑥胸长神经、臂外侧皮神经、前臂外侧皮神经。

（3）腰丛：在暴露腹下壁、腰及下肢肌和神经标本上观察在腰大肌深面的腰丛。腰丛由第 12 胸神经前支一部分、第 1~3 腰神经前支及第 4 腰神经前支组成，位于腰大肌深面、腰椎横突前方。主要分支：

①髂腹下神经和髂腹股沟神经：在肾的后方寻认上述二神经，髂腹下神经在肋下神经的下方，髂腹沟神经又在髂腹下神经的下方，两条神经走向平行。

②股神经：是腰丛的最大分支。观察其行程以及和股血管的位置关系，并追踪观

察它与大隐静脉伴行的皮支的行程和分布。

③闭孔神经：在腰大肌的内侧缘查找该神经，观察其行程和分布，注意它穿过闭孔的位置。

（4）骶丛：在暴露腹壁、腰及下肢的标本上观察骶丛。骶丛由腰骶干（L_4、L_5 前支）和全部骶、尾神经前支组成，位于在盆腔内、梨状肌的前面，其主要分支有：

①臀上神经和臀下神经：臀上神经经梨状肌的上孔穿出；臀下神经经梨状肌下孔穿出。

②阴部神经：经梨状肌下孔穿出，再穿坐骨小孔到坐骨直肠窝，发出会阴神经、肛神经、阴茎背神经（女性为阴蒂神经）。

③坐骨神经：是全身最粗大的神经。在观察中应注意：第一，坐骨神经与梨状肌的位置关系。第二，坐骨神经的走行、分支和分布。第三，坐骨神经分成终支的部位。然后追踪坐骨神经的终支——胫神经，翻开小腿三头肌，辨认此神经，并追踪其行程、分支和分布，应注意其与内踝的位置关系。腓总神经：它在腓骨头下方两横指处分为腓浅神经和腓深神经，分别观察腓浅神经和腓深神经的行程、分支和分布。

2. 在暴露胸、腹后壁血管与神经的尸体标本上观察胸神经前支的分布　除第 1 胸神经和第 12 胸神经的部分纤维分别参加臂丛和腰丛外，其余均不成丛。胸神经前支的节段性分布：

T_2——胸骨角平面

T_4——乳头平面

T_6——剑突平面

T_8——肋弓平面

T_{10}——脐平面

T_{12}——脐与耻骨联合连线中点平面

3. 在分离的脑标本、脑干模型上观察 12 对脑神经位置、连脑部位及其主要的分支分布　十二对脑神经包括：Ⅰ嗅神经、Ⅱ视神经、Ⅲ动眼神经、Ⅳ滑车神经、Ⅴ三叉神经、Ⅵ展神经、Ⅶ面神经、Ⅷ前庭蜗神经、Ⅸ舌咽神经、Ⅹ迷走神经、Ⅺ副神经、Ⅻ舌下神经。

4. 在植物性神经立体模型及相关标本上观察交感神经和副交感神经的低级中枢位置、周围神经节、节前节后纤维的去向、分布范围

内脏神经为分布于内脏、心血管和腺体的神经，分为内脏运动神经和躯体脏运动神经，内脏运动神经又分为交感神经和副交感神经。

（1）内脏运动神经。

①内脏运动神经与躯体运动神经的比较：

	躯体运动神经	内脏运动神经
效应器	骨骼肌（受意志控制）	心肌、平滑肌和腺体（不受意志支配）
纤维成分	一种	二种（交感和副交感）
低级中枢→效应器	1 个神经元	2 个神经元（节前神经元、节后神经元）
纤维种类	较粗的有髓纤维	薄髓（节前纤维）、无髓（节后纤维）
分布形式	神经干	神经丛

②交感神经与副交感神经的比较：

	交感神经	副交感神经
低级中枢位置	脊髓第 1 胸节到第 3 腰节侧角	脑干的内脏运动核，脊髓的骶副交感核
神经节位置	椎旁节和椎前节	器官旁节和壁内节
纤维特点	节前纤维短，节后纤维长	节前纤维长，节后纤维短
分布范围	广泛：全身血管及胸、腹、盆腔脏器的平滑肌、心肌、腺体及汗腺、竖毛肌和瞳孔开大肌	较局限：胸、腹、盆腔脏器的平滑肌、心肌、腺体（肾上腺髓质除外）、瞳孔括约肌和睫状肌

（2）交感干：椎旁节通过节间支边结形成的串珠状结构，位于脊柱两侧。

（梁海明　张庆金　李桂成）

下篇

学习指导

一、绪 论

一、选择题

（一）单选题

1. 以体表为准的方位术语是

    A. 前、后　　　　　　　B. 上、下　　　　　　　C. 浅、深

    D. 内、外　　　　　　　E. 近侧、远侧

2. 将人体分前后两部分的纵切面是

    A. 水平面　　　　　　　B. 正中矢状面　　　　　C. 纵切面

    D. 矢状面　　　　　　　E. 冠状面

3. 可将人体分为左右对称的两部分的纵切面是

    A. 水平面　　　　　　　B. 矢状面　　　　　　　C. 冠状面

    D. 纵切面　　　　　　　E. 正中矢状面

4. 与正中矢状面有关的方位是

    A. 上和下　　　　　　　B. 前和后　　　　　　　C. 内侧和外侧

    D. 内和外　　　　　　　E. 近侧与远侧

5. 常用来描述空腔器官方位的是

    A. 上和下　　　　　　　B. 前和后　　　　　　　C. 内和外

    D. 内侧和外侧　　　　　E. 近侧与远侧

6. 在上肢，前臂的内侧又称为

    A. 桡侧　　　　　　　　B. 胫侧　　　　　　　　C. 腓侧

    D. 尺侧　　　　　　　　E. 近侧

7. 在上肢，前臂的外侧又称为

    A. 尺侧　　　　　　　　B. 胫侧　　　　　　　　C. 腓侧

    D. 桡侧　　　　　　　　E. 远侧

8. 在下肢小腿的内侧又称为

    A. 桡侧　　　　　　　　B. 尺侧　　　　　　　　C. 胫侧

    D. 腓侧　　　　　　　　E. 近侧

9. 在下肢小腿的外侧又称为

    A. 胫侧　　　　　　　　B. 腓侧　　　　　　　　C. 尺侧

    B. 桡侧　　　　　　　　E. 远侧

10. 用来描述部位高低的方位术语是

    A. 上和下　　　　　　　　B. 近侧和远侧　　　　　　　C. 前和后

    D. 内和外　　　　　　　　E. 浅和深

11. 关于解剖学姿势的描述，下列哪一项是错误的

    A. 身体直立　　　　　　　　　　　B. 两足跟并拢，脚尖向前

    C. 手掌面对躯干　　　　　　　　　D. 两眼平视前方

    E. 上肢在躯干两旁自然下垂

（二）多选题

12. 关于方位的描述，正确的是

    A. 距体表近者为外侧　　　　　　　B. 近背者为前

    C. 近肢体附着部者为近侧　　　　　D. 近头者为上，近足者为下

    E. 距正中矢状面近者为内

13. 关于面的描述，正确的是

    A. 与矢状面和冠状面相互垂直的面称水平面

    B. 与纵切面垂直的面称横切面

    C. 于前后方向将人体纵切的面称正中矢状面

    D. 沿器官长轴横切的切面称横切面

    E. 于左右方向将人体分前、后两部分的纵切面称额状面

二、填空题

1. 头部又分为_____和_____，颈部又分为_____和_____。

2. 躯干的前面又分为_____、_____、_____和_____，躯干的后面又分为_____和_____。

3. 四肢分为_____和_____，上肢分为_____、_____、_____和_____，下肢分为_____、_____、_____和_____。

4. 在解剖学姿势下作出相互垂直的三种轴分别是_____、_____和_____。

5. 在解剖学姿势下三种相互垂直的切面分别是_____、_____和_____。

三、问答题

1. 简述解剖学姿势。

2. 简述人体解剖学的分类。

（李桂成　张庆金）

二、骨 学

一、选择题

（一）单选题

1. 围成椎孔的结构是

    A. 椎体和椎弓   B. 上、下相邻的椎弓

    C. 上、下相邻的椎弓根   D. 上、下相邻的棘突

    E. 椎弓根和椎弓板

2. 胸椎

    A. 棘突分叉   B. 椎体侧方有肋凹

    C. 棘突水平向后伸   D. 横突上有横突孔

    E. 椎体比腰椎大

3. 计数肋骨的重要骨性标志是

    A. 肋角   B. 颈静脉切迹   C. 剑突

    D. 胸骨角   E. 胸骨体

4. 胸骨角平对

    A. 第 1 肋   B. 第 2 肋   C. 第 3 肋

    D. 第 4 肋   E. 第 5 肋

5. 参与肋弓构成的有

    A. 第 6~8 肋软骨   B. 第 9~12 肋软骨

    C. 第 8~10 肋软骨   D. 第 8~12 肋软骨

    E. 第 10~12 肋软骨

6. 属于面颅骨的是

    A. 额骨   B. 蝶骨   C. 筛骨

    D. 颞骨   E. 颧骨

7. 老年人易发生骨折的原因是

    A. 有机质含量相对增多   B. 无机质含量相对增多

    C. 无机质含量相对减少   D. 无机质、有机质含量均减少

    E. 无机质、有机质含量均增多

8. 幼儿骨富有弹性和韧性的直接原因是

    A. 骨处于生长期   B. 骨松质较多   C. 骨密质较多

    D. 有机质含量较多   E. 无机质含量较多

9.围成椎间孔的是

    A.椎体和椎弓　　　　　　　　　　B.上、下相邻的椎弓板

    C.上一位椎骨的椎下切迹与下一位椎骨的椎上切迹

    D.上、下相邻的棘突　　　　　　　E.椎弓根和椎弓板

10.颈椎区别于胸、腰椎的最有特异性的结构是

    A.棘突分叉　　　　　　　　B.无棘突　　　　　　　C.横突孔

    D.无椎体　　　　　　　　　E.椎体较小

11.胸椎区别于颈、腰椎的特征性结构是

    A.棘突分叉　　　　　　　　B.棘突不分叉　　　　　C.椎体侧面有肋凹

    D.椎体较大　　　　　　　　E.椎体较小

12.肩胛骨上角平对

    A.第1肋　　　　　　　B.第2肋　　　　　　　C.第3肋

    D.第5肋　　　　　　　E.第7肋

13.肱骨体后面中份有一自内上斜向外下方的浅沟，称

    A.正中神经沟　　　　　B.结节间沟　　　　　　C.冠状沟

    D.尺神经沟　　　　　　E.桡神经沟

14.位于髋骨前下份的是

    A.耻骨　　　　　　　　B.坐骨　　　　　　　　C.髂骨

    D.骶骨　　　　　　　　E.尾骨

15.股骨上份最外侧的骨性标志应是

    A.股骨头　　　　　　　B.大转子　　　　　　　C.小转子

    D.股骨颈　　　　　　　E.外上髁

16.不属于面颅骨的是

    A.鼻骨　　　　　　　　B.下鼻甲　　　　　　　C.额骨

    D.上颌骨　　　　　　　E.下颌骨

17.有关骨髓错误的是

    A.黄骨髓不能转化为红骨髓　　　　B.红骨髓有造血功能

    C.黄骨髓保留造血潜能　　　　　　D.髂骨、胸骨、椎骨内终生保存红骨髓

    E.六岁前后开始，长骨内的红骨髓逐渐转化为黄骨髓

18.髋骨骨折易发生于

    A.坐骨支　　　　　　　B.耻骨上支　　　　　　C.耻骨下支

    D.髂嵴　　　　　　　　E.髋臼

19. 后囟位于下列哪组骨之间
  A. 额骨与颞骨   B. 额骨与蝶骨   C. 额骨与颧骨
  D. 额骨与筛骨   E. 顶骨与枕骨

20. 乳突是下列何骨的一部分
  A. 额骨   B. 顶骨   C. 颞骨
  D. 蝶骨   E. 颧骨

21. 关于腰椎的特点，正确的是
  A. 棘突分叉   B. 横突上有横突孔
  C. 椎体侧面有肋凹   D. 棘突斜向后下方
  E. 椎体大，棘突几乎呈水平位伸向后方

22. 关于肋，错误的是
  A. 为弓形扁骨   B. 分体和前、后两端
  C. 肋头与胸椎相关节   D. 肋沟位于各肋内面上缘
  E. 第 8~10 肋软骨依次连于上位肋软骨构成肋弓

23. 下列不属于脑颅骨是
  A. 筛骨   B. 颧骨   C. 额骨
  D. 蝶骨   E. 枕骨

24. 骶管麻醉穿刺的定位标志是
  A. 骶骨岬   B. 骶角   C. 骶前孔
  D. 骶后孔   E. 骶管裂孔

25. 前囟位于下列哪组骨之间
  A. 顶骨与枕骨   B. 顶骨与额骨   C. 额骨与颞骨
  D. 枕骨与蝶骨   E. 顶骨与顶骨

26. 前囟闭合的年龄是
  A. 半岁至 1 岁   B. 半岁至 1 岁半   C. 1 岁至 1 岁半
  D. 1 岁至 2 岁   E. 1 岁半至 2 岁半

27. 关于垂体窝的位置，正确的描述是
  A. 位于颞骨岩部上面   B. 位于蝶骨体上面   C. 位于斜坡上面
  D. 位于筛板上面   E. 位于蝶骨大翼上面

28. 上鼻甲属于下列哪块骨的一部分
  A. 筛骨   B. 上颌骨   C. 鼻骨
  D. 泪骨   E. 蝶骨

29. 上颌骨属于

A. 短骨　　　　　　　　　B. 长骨　　　　　　　　　C. 扁骨

D. 含气的不规则骨　　　　E. 含气的扁骨

30. 含鼻旁窦的骨包括

A. 下颌骨、颞骨、泪骨、颧骨　　　　B. 额骨、筛骨、蝶骨、上颌骨

C. 下颌骨、颞骨、泪骨、鼻骨　　　　D. 颧骨、鼻骨、椎骨、犁骨

E. 颧骨、鼻骨、椎骨、舌骨

31. 翼点是下列哪四块骨的连接部

A. 额、蝶、颞、枕骨　　　　　　　　B. 额、蝶、顶、枕骨

C. 额、顶、颞、蝶骨　　　　　　　　D. 颧、额、枕、颞骨

E. 颧、蝶、顶、颞骨

32. 属于颅前窝的结构是

A. 筛孔　　　　　　　　　B. 圆孔　　　　　　　　　C. 棘孔

D. 卵圆孔　　　　　　　　E. 内耳门

33. 属于颅中窝的结构是

A. 筛孔　　　　　　　　　B. 垂体窝　　　　　　　　C. 枕骨大孔

D. 颈静脉孔　　　　　　　E. 舌下神经管内口

34. 属于颅后窝的结构是

A. 筛孔　　　　　　　　　B. 圆孔　　　　　　　　　C. 卵圆孔

D. 棘孔　　　　　　　　　E. 枕骨大孔

35. 有关下颌骨的描述，错误的是

A. 分为下颌支和下颌体两大部分　　　B. 于体表可明显触及下颌角

C. 下颌支前上部的突起称髁突　　　　D. 下颌体前外侧面有颏孔

E. 髁突上方膨大部分称下颌头

36. 下颌骨在体表可明显看到摸到的是

A. 下颌切迹　　　　　　　B. 牙槽　　　　　　　　　C. 下颌角

D. 下颌孔　　　　　　　　E. 颏孔

37. 下列哪块属不成对颅骨

A. 顶骨　　　　　　　　　B. 上颌骨　　　　　　　　C. 额骨

D. 颞骨　　　　　　　　　E. 颧骨

38. 属于股骨上端结构的是

A. 小结节　　　　　　　　B. 大结节　　　　　　　　C. 大转子

D. 内侧髁　　　　　　　　E. 外侧髁

39. 股骨易发生骨折的部位是

　　A. 股骨头　　　　　　　　　B. 股骨颈　　　　　　　　C. 股骨体

　　D. 大转子　　　　　　　　　E. 小转子

40. 骨损伤后能参与修复的结构是

　　A. 骨松质　　　　　　　　　B. 骨密质　　　　　　　　C. 骨膜

　　D. 骨髓　　　　　　　　　　E. 骨骺

41. 肩胛下角平对

　　A. 第 5 肋　　　　　　　　　B. 第 6 肋　　　　　　　　C. 第 7 肋

　　D. 第 8 肋　　　　　　　　　E. 第 9 肋

42. 桡骨上作为中医拿脉定位的骨性标志是

　　A. 尺切迹　　　　　　　　　B. 桡骨体　　　　　　　　C. 桡骨头

　　D. 桡骨粗隆　　　　　　　　E. 桡骨茎突

43. 关于肩胛骨的描述，正确的是

　　A. 下角平第 5 肋　　　　　　　　　B. 上角平第 2 肋

　　C. 肩胛冈内侧末端称肩峰　　　　　D. 内侧角有关节盂

　　E. 位于胸廓背面外下方

44. 肩部最高点的骨性标志是

　　A. 肩峰　　　　　　　　　　B. 喙突　　　　　　　　　C. 肩胛冈

　　D. 关节盂　　　　　　　　　E. 肩胛上角

45. 关于锁骨错误的是

　　A. 内侧端扁平，外侧端粗大　　　　B. 内侧 2/3 凸向前

　　C. 外侧 1/3 凸向后　　　　　　　　D. 骨折多发生在内侧 2/3 与外侧 1/3 交界处

　　E. 全长在体表都能摸到

46. 不属于近侧列腕骨的是

　　A. 手舟骨　　　　　　　　　B. 月骨　　　　　　　　　C. 三角骨

　　D. 豌豆骨　　　　　　　　　E. 钩骨

47. 不属于远侧列腕骨的是

　　A. 大多角骨　　　　　　　　B. 小多角骨　　　　　　　C. 头状骨

　　D. 钩骨　　　　　　　　　　E. 豌豆骨

48. 肱骨骨折易发生于

　　A. 解剖颈　　　　　　　　　B. 肱骨头　　　　　　　　C. 肱骨下端

　　D. 外科颈　　　　　　　　　E. 三角肌粗隆

49. 位于跟骨内上方，足舟骨后方的跗骨是

    A. 骰骨   B. 内侧楔骨   C. 中间楔骨

    D. 外侧楔骨   E. 距骨

50. 尺骨在体表不易摸到的结构是

    A. 鹰嘴   B. 冠突   C. 尺骨头

    D. 尺骨体   E. 茎突

51. 不属于自由下肢骨的是

    A. 髋骨   B. 胫骨   C. 腓骨

    D. 跟骨   E. 楔骨

52. 髂骨上部最前端的突出点称

    A. 髂嵴   B. 髂结节   C. 耻骨结节

    D. 坐骨结节   E. 髂前上棘

53. 位于髂骨的前外侧，髂前上棘后上方的一个膨大称

    A. 耻骨结节   B. 坐骨结节   C. 髂结节

    D. 髂后上棘   E. 髂后下棘

54. 临床检查骨髓造血功能时，常选髂骨哪个部位进行穿刺

    A. 髂嵴   B. 髂前上棘   C. 髂后上棘

    D. 髂前下棘   E. 坐骨结节

55. 与肱骨滑车相关节的是

    A. 尺骨头   B. 桡骨头   C. 冠突

    D. 尺骨的滑车切迹   E. 桡骨茎突

56. 与肱骨小头相关节的是

    A. 尺骨头   B. 桡骨头关节凹   C. 冠突

    D. 尺骨的滑车切迹   E. 桡骨茎突

57. 肱骨中部的前外侧有一粗糙微隆区，称

    A. 肱骨头   B. 大结节   C. 三角肌粗隆

    D. 肱骨小头   E. 外上髁

58. 尺神经沟位于

    A. 肱骨内上髁的后方   B. 肱骨内上髁的前方

    C. 肱骨体前面中部   D. 肱骨体后面中部

    E. 肱骨外上髁的后方

59. 髂嵴最高点平对

    A. 第 1 腰椎棘突   B. 第 2 腰椎棘突

C. 第 3 腰椎棘突　　　　　　　　　D. 第 4 腰椎棘突

E. 第 5 腰椎棘突

60. 位于髋骨上份的是

A. 耻骨　　　　　　　　B. 坐骨　　　　　　　　C. 髂骨

D. 骶骨　　　　　　　　E. 尾骨

61. 位于髋骨后下份的是

A. 耻骨　　　　　　　　B. 坐骨　　　　　　　　C. 髂骨

D. 骶骨　　　　　　　　E. 尾骨

62. 股骨的臀肌粗隆是哪一块肌的止点

A. 臀大肌　　　　　　　B. 臀中肌　　　　　　　C. 臀小肌

D. 股二头肌　　　　　　E. 半腱肌

63. 临床上检查髋关节时，容易摸到的骨性标志是

A. 股骨头　　　　　　　B. 股骨颈　　　　　　　C. 大转子

D. 小转子　　　　　　　E. 臀肌粗隆

64. 不属于胫骨结构的是

A. 内侧髁　　　　　　　B. 外侧髁　　　　　　　C. 内踝

D. 外踝　　　　　　　　E. 前缘

65. 屈肘时，肘关节后方中央部　明显的骨性隆起，应为

A. 内上髁　　　　　　　B. 外上髁　　　　　　　C. 鹰嘴

D. 冠突　　　　　　　　E. 桡骨头

（二）多选题

66. 骨的描述，正确的是

A. 由骨膜、骨质、骨髓构成

B. 骨质分为骨密质和骨松质两类

C. 骨髓充填于骨髓腔和骨松质的间隙内

D. 成人的骨髓全部为黄骨髓

E. 髂骨、胸骨、椎骨终生保留红骨髓

67. 属于下颌骨结构的有

A. 下颌窝　　　　　　　B. 下颌头　　　　　　　C. 下颌角

D. 髁突　　　　　　　　E. 颏孔

68. 属于胫骨体表标志的是

A. 外踝　　　　　　　　B. 内踝　　　　　　　　C. 胫骨粗隆

D. 外侧髁　　　　　　　E. 内侧髁

69. 在下肢能触及的骨性标志有

　　A. 大转子　　　　　　　　B. 胫骨粗隆　　　　　　　　C. 内踝

　　D. 外踝　　　　　　　　　E. 腓骨头

70. 在上肢能触及的骨性标志有

　　A. 冠突　　　　　　　　　B. 肱骨内上髁、外上髁　　　C. 鹰嘴

　　D. 尺骨头　　　　　　　　E. 桡骨茎突

71. 髋骨在活体上能触及的骨性标志有

　　A. 髂嵴　　　　　　　　　B. 髂前上棘　　　　　　　　C. 髂结节

　　D. 弓状线　　　　　　　　E. 坐骨结节

二、填空题

1. 运动系统由_____、_____和_____组成。

2. 按骨的外形，可将其分为_____、_____、_____和_____四类。

3. 骨由_____、_____、_____三部分构成。

4. 骨髓位于_____和_____内，可分为_____和_____。具有造血功能的是_____。

5. 在_____、_____、_____和_____等的松质内，终生保留红骨髓。

6. 椎体与椎弓共同围成_____，相邻椎骨的椎上、椎下切迹共同围成_____，有_____和_____通过。

7. 颈椎的特点是：横突上有_____，第 1 颈椎无_____和_____，第 2 颈椎有_____，第 7 颈椎又称_____，棘突长且末端膨大。

8. 胸骨可分为_____、_____和_____三部分，胸骨角两侧平对_____。

9. 不成对的脑颅骨有_____、_____、_____、_____。不成对的面颅骨是有_____、_____、_____。

10. 全部椎孔连成_____，其内容纳_____。

11. 骨生长时，_____使骨增长，_____使骨增粗。

12. 颅盖骨的密质分为_____和_____，两者之间的松质称为_____。

三、名词解释

1. 翼点　　2. 鼻旁窦　　3. 胸骨角　　4. 隆椎　　5. 骶骨岬

四、问答题

1. 颅前、中、后窝的主要孔裂有哪些？

2. 鼻旁窦有哪些？各开口于何处？

3. 简述新生儿颅骨的特征。

五、知识拓展题

1. 患者，女，48岁。贫血，需抽取骨髓检查其造血功能，请问在何处穿刺为好？为什么？

2. 欲插针入椎管抽取脑脊液检查，请问从脊柱何方何处穿刺为好？为什么？

3. 患儿，2岁3个月。因严重腹泻呕吐两天入院，查体发现前囟门向深面塌陷，请对其前囟的情况做出解释。

（江　林　李桂成　张庆金）

三、关节学

一、选择题

（一）单选题

1. 与男性骨盆相比，下列哪项是女性骨盆的特点

    A. 小骨盆上口呈心形   B. 小骨盆下口较狭小

    C. 骨盆腔呈漏斗形   D. 耻骨下角为 70°~75°

    E. 耻骨下角为 90°~100°

2. 组成膝关节的骨是

    A. 股骨和胫骨、腓骨   B. 股骨和腓骨

    C. 股骨和腓骨、髌骨   D. 股骨和胫骨

    E. 股骨和胫骨、髌骨

3. 组成踝关节的骨是

    A. 胫骨和跟骨   B. 胫骨和距骨

    C. 胫骨和足舟骨   D. 胫骨、腓骨和距骨

    E. 胫骨、腓骨和足舟骨

4. 人体运动幅度最大的关节是

    A. 肘关节   B. 膝关节   C. 肩关节

    D. 下颌关节   E. 髋关节

5. 组成腕关节的骨是

    A. 桡骨、尺骨和手舟骨、三角骨、豌豆骨

    B. 桡骨、尺骨和手舟骨、月骨、三角骨

C. 桡骨、尺骨和手舟骨、三角骨、钩骨

D. 桡骨、尺骨和月骨、三角骨、豌豆骨

E. 桡骨、尺骨和月骨、三角骨、钩骨

6. 肩关节常见的脱位方向是

A. 前上方　　　　　　　B. 后方　　　　　　　C. 后上方

D. 后下方　　　　　　　E. 前下方

7. 下列关于人体关节的描述，哪项是错误的

A. 椎间盘位于相邻两椎体之间

B. 棘突尖之间有棘上韧带连结

C. 肩关节运动幅度最大且不易脱位

D. 肩关节运动幅度最大，但易脱位

E. 髋关节运动幅度不及肩关节，但比其牢固

8. 与男性骨盆相比，下列哪项是女性骨盆的特点

A. 小骨盆上口呈心形

B. 小骨盆下口较狭小

C. 小骨盆上口近似圆形，骨盆腔呈圆桶形

D. 骨盆腔呈漏斗形

E. 耻骨下角为 70°~75°

9. 关于下颌关节构成的描述，正确的是

A. 由下颌骨的冠突与颞骨的关节结节构成

B. 由下颌骨的冠突与颞骨的下颌窝构成

C. 由下颌骨的髁突与颞骨的下颌窝构成

D. 由下颌骨的下颌头与颞骨的下颌窝构成

E. 由下颌骨的下颌头与颞骨的下颌窝及关节结节构成

10. 压缩性骨折，最常见的是

A. 肱骨头　　　　　　　B. 桡骨头　　　　　　　C. 股骨头

D. 椎体　　　　　　　　E. 腓骨头

11. 骨折后最容易发生缺血性坏死的部位是

A. 外科颈　　　　　　　B. 肱骨头　　　　　　　C. 股骨头

D. 桡骨头　　　　　　　E. 胫骨内踝

12. 疲劳骨折最容易发生的部位是

A. 尺骨和桡骨　　　　　B. 肱骨　　　　　　　　C. 胫骨干下 1/3

D. 腓骨干上 1/3　　　　E. 股骨干中 1/3

13. 发生脱位率最高的关节是

　　A. 肘关节　　　　　　　B. 腕关节　　　　　　　C. 肩关节

　　D. 髋关节　　　　　　　E. 膝关节

14. 乘车时，因急刹车导致左膝前方受到撞击，出现左髋剧痛，髋关节运动会障碍，处于屈曲、内收、内旋畸形状态，诊断为

　　A. 股骨颈骨折　　　　　B. 股骨间线骨折　　　　C. 大转子骨折

　　D. 髋关节前脱位　　　　E. 髋关节后脱位

（二）多选题

15. 肩关节的描述，正确的是

　　A. 是人体运动幅度最大的关节

　　B. 是人体运动最灵活的关节

　　C. 关节囊松弛

　　D. 由肱骨头与肩胛骨关节盂构成

　　E. 最常见的脱位方向是前下方

16. 参与骨盆界线构成的有

　　A. 骶骨岬　　　　　　　B. 弓状线　　　　　　　C. 坐骨结节

　　D. 耻骨梳　　　　　　　E. 耻骨联合上缘

17. 膝关节的描述，正确的是

　　A. 由股骨下端和胫骨上端及髌骨构成

　　B. 关节囊内的后交叉韧带可防止胫骨后移

　　C. 关节囊外两侧有副韧带、前方有髌韧带加强

　　D. 内侧半月板呈"O"形

　　E. 外侧半月板呈"C"形

18. 与男性骨盆相比，下列哪些是女性骨盆的特点

　　A. 小骨盆上口近似圆形　　　　B. 骨盆腔呈圆桶形

　　C. 骨盆腔呈漏斗形　　　　　　D. 耻骨下角为 70° ~75°

　　E. 耻骨下角为 90° ~100°

19. 与男性骨盆相比，下列哪些是女性骨盆的特点

　　A. 小骨盆上口近似圆形　　　　B. 小骨盆下口较宽大

　　C. 骨盆腔呈圆桶形　　　　　　D. 耻骨下角为 90° ~100°

　　E. 骨盆腔呈漏斗形

二、填空题

1. 位于椎体和椎间盘前方与后方的韧带分别是＿＿＿＿＿＿、＿＿＿＿＿＿。

2. 脊柱从侧面观有 4 个生理弯曲，即凸向前的＿＿＿＿＿＿、＿＿＿＿＿＿，凸向后的＿＿＿＿＿＿、＿＿＿＿＿＿。

3. 肘关节包括 3 个小关节，即＿＿＿＿＿＿、＿＿＿＿＿＿、＿＿＿＿＿＿。

4. 膝关节由＿＿＿＿＿＿、＿＿＿＿＿＿和＿＿＿＿＿＿构成。

5. 膝关节囊内韧带有＿＿＿＿＿＿和＿＿＿＿＿＿，囊内纤维软骨板有＿＿＿＿＿＿和＿＿＿＿＿＿。

6. 骨盆由界线分为上方的＿＿＿＿＿＿和下方的＿＿＿＿＿＿。

7. 关节的基本结构有＿＿＿＿＿＿、＿＿＿＿＿＿和＿＿＿＿＿＿，辅助结构有＿＿＿＿＿＿、＿＿＿＿＿＿和＿＿＿＿＿＿等。

8. 椎间盘的中央部称＿＿＿＿＿＿，周围部称＿＿＿＿＿＿。

9. 髋关节由＿＿＿＿＿＿和＿＿＿＿＿＿构成。

10. 连结椎骨的长韧带有＿＿＿＿＿＿、＿＿＿＿＿＿、＿＿＿＿＿＿。

三、名词解释

1. 椎间盘　　2. 肋弓　　3. 界线　　4. 关节

四、问答题

1. 肩关节的构成、结构特点和运动？为何易向前下方脱位？

2. 试述髋关节的构成、结构特点和运动形式。

（江　林　李桂成　张庆金）

四、肌　学

一、选择题

（一）单选题

1. 有关肌的叙述，正确的是

　A. 肌收缩时，起点向止点接近

　B. 肌收缩时，多以起点作为动点

　C. 肌收缩时，多以止点作为动点

　D. 躯干肌的止点，多靠近正中矢状面

　E. 四肢肌的起点，多位于肢体的远侧端

2. 可使肩关节内收、旋内的肌是

　A. 肋间外肌　　　　B. 胸小肌　　　　C. 三角肌

　D. 冈上肌　　　　E. 胸大肌

3. 下列哪一块肌既能屈髋关节又能伸膝关节

    A. 股薄肌   B. 半腱肌   C. 缝匠肌

    D. 股二头肌   E. 股四头肌

4. 伸髋关节最有力的肌是

    A. 股二头肌   B. 缝匠肌   C. 臀小肌

    D. 臀中肌   E. 臀大肌

5. 全身最长、既能屈膝关节又能屈髋关节的肌是

    A. 半腱肌   B. 股四头肌   C. 缝匠肌

    D. 股二头肌   E. 半膜肌

6. 有关膈的描述，错误者为

    A. 腔静脉孔平第 8 胸椎

    B. 食管裂孔约平第 10 胸椎

    C. 主动脉裂孔约平第 12 胸椎

    D. 为向上膨隆呈穹窿形的扁肌

    E. 腱膜位于四周

7. 全身体积最大、属大腿前群肌的是

    A. 股二头肌   B. 股四头肌   C. 半腱肌

    D. 半膜肌   E. 大收肌

8. 最强大的脊柱伸肌是

    A. 背阔肌   B. 斜方肌   C. 竖脊肌

    D. 腰大肌   E. 髂腰肌

9. 三角肌

    A. 位于肩部，从前、外、后包绕肩关节

    B. 使肩关节内收

    C. 起于三角肌粗隆

    D. 止于肩峰

    E. 止于肩胛冈

10. 使肩部形成丰隆外形的是

    A. 胸大肌   B. 背阔肌   C. 冈上肌

    D. 小圆肌   E. 三角肌

11. 位于腹前外侧壁浅层、肌束斜向前下方的肌是

    A. 腹外斜肌   B. 腹内斜肌   C. 腹横肌

    D. 腹直肌   E. 以上都不是

12. 位于臂部后方，伸肘关节强有力的肌是

    A. 小圆肌   B. 喙肱肌   C. 肱肌

    D. 肱二头肌   E. 肱三头肌

13. 属于大腿后群肌的是

    A. 缝匠肌和股四头肌   B. 股四头肌和大收肌

    C. 股二头肌和缝匠肌   D. 股二头肌和半腱肌

    E. 臀大肌和缝匠肌

14. 呼吸肌中最主要的是

    A. 肋间外肌   B. 膈肌   C. 肋间内肌

    D. 胸小肌   E. 胸大肌

15. 下列哪一结构参与构成腹股沟管的下壁

    A. 腹内斜肌腱膜   B. 腹外斜肌肌腹   C. 腹股沟韧带

    D. 腹横肌腱膜   E. 腹直肌鞘

16. 位于臀部浅层、大而肥厚、肌束斜向外下方的肌是

    A. 梨状肌   B. 臀大肌   C. 臀中肌

    D. 臀小肌   E. 股二头肌

17. 通过膈中心腱的结构是

    A. 主动脉   B. 下腔静脉   C. 食管

    D. 上腔静脉   E. 胸导管

18. 屈肘关节最有力的肌应是

    A. 肱二头肌   B. 肱三头肌   C. 喙肱肌

    D. 三角肌   E. 肱肌

19. 肘关节弯屈时，在肘窝中央易触摸到的圆索状结构应是

    A. 肱肌肌腱   B. 肱三头肌肌腱

    C. 肱二头肌肌腱   D. 掌长肌肌腱

    E. 喙肱肌肌腱

20. 收缩时可使肩关节外展的肌是

    A. 小圆肌   B. 肱三头肌   C. 冈下肌

    D. 三角肌   E. 大圆肌

21. 背阔肌收缩可使肱骨

    A. 内收   B. 外展   C. 前屈

    D. 旋外   E. 以上都不是

22. 属于大腿前群肌的是

 A. 半腱肌和半膜肌   B. 股二头肌和半膜肌

 C. 耻骨肌和半腱肌   D. 半腱肌和股二头肌

 E. 股四头肌和缝匠肌

23. 不属于咀嚼肌的是

 A. 咬肌   B. 颞肌   C. 翼内肌

 D. 翼外肌   E. 颈阔肌

24. 有关胸锁乳突肌的叙述，错误的是

 A. 起于胸骨柄   B. 起于锁骨内侧端

 C. 止点乳突   D. 斜列于颈部两侧

 E. 两侧收缩低头

25. 止于跟骨结节、形成丰隆的小腿肚的肌是

 A. 腓骨长肌   B. 腓骨短肌   C. 胫骨前肌

 D. 小腿三头肌   E. 趾长屈肌

26. 形成人体最粗大的肌腱跟腱的肌是

 A. 胫骨后肌   B. 趾长屈肌   C. 小腿三头肌

 D. 胫骨前肌   E. 腓骨长肌

（二）多选题

27. 可使肩关节内收的肌有

 A. 冈上肌   B. 背阔肌   C. 胸大肌

 D. 三角肌   E. 大圆肌

28. 上肢重要的肌性标志有

 A. 三角肌   B. 肱二头肌   C. 肱桡肌

 D. 掌长肌肌腱   E. 桡侧腕屈肌肌腱

29. 可伸髋关节的肌有

 A. 股四头肌   B. 臀大肌   C. 股二头肌

 D. 半膜肌   E. 半腱肌

30. 常选作肌内注射的肌有

 A. 臀大肌   B. 三角肌   C. 股外侧肌

 D. 胫骨前肌   E. 掌长肌

31. 下肢重要的肌性标志有

 A. 臀大肌   B. 股四头肌   C. 股二头肌

 D. 半腱肌   E. 小腿三头肌

32. 附着于髂前上棘的结构有

　　A. 缝匠肌　　　　　　　　B. 腹直肌　　　　　　　　C. 股直肌

　　D. 腹股沟韧带　　　　　　E. 腹内斜肌

二、填空题

1. 肌一般由＿＿＿＿＿＿＿和＿＿＿＿＿＿＿＿＿构成，肌腹由＿＿＿＿＿＿＿＿构成，肌腱由＿＿＿＿＿＿＿构成。

2. 肌的辅助结构有＿＿＿＿＿＿＿、＿＿＿＿＿＿＿和＿＿＿＿＿＿＿。

3. 阑尾炎手术由浅入深依次要切开的腹前外侧壁的三块肌分别是＿＿＿＿＿＿＿、＿＿＿＿＿＿＿和＿＿＿＿＿＿＿。

4. 咀嚼肌包括＿＿＿＿＿＿＿、＿＿＿＿＿＿＿和＿＿＿＿＿＿＿。

5. 膈肌三大裂孔分别是＿＿＿＿＿＿＿、＿＿＿＿＿＿＿和＿＿＿＿＿＿＿，分别有＿＿＿＿＿＿＿、＿＿＿＿＿＿＿和＿＿＿＿＿＿＿通过。

6. 主要的呼吸肌有＿＿＿＿＿＿＿、＿＿＿＿＿＿＿和＿＿＿＿＿＿＿。

7. 屈膝关节的主要肌有＿＿＿＿＿＿＿、＿＿＿＿＿＿＿、＿＿＿＿＿＿＿、＿＿＿＿＿＿＿；伸膝关节最有力的肌是＿＿＿＿＿＿＿。

8. 在大腿肌中，既可屈膝关节，又能伸髋关节的肌是＿＿＿＿＿＿＿、＿＿＿＿＿＿＿、＿＿＿＿＿＿＿。

三、名词解释

1. 股三角　　2. 腹股沟管　　3. 浅筋膜　　4. 斜角肌间隙　　5. 腱膜

四、问答题

1. 三角肌的位置、形态、起止点和作用？

2. 臀大肌的位置、形态、起止点和作用？

3. 临床上常被选择肌内注射的肌有哪些？

4. 试述参与肘关节运动的肌？

五、知识拓展题

　　请叙述肩关节复位法和下颌关节复位法以及腰椎间盘突出症。

（江　林　李桂成　张庆金）

五、内脏学概述

一、选择题

（一）单选题

1. 对内脏描述，错误的是

　　A. 内脏器官绝大部分位于胸、腹腔内

B. 包括消化、呼吸、泌尿、生殖四个系统

C. 各系统在结构和功能上没有共同点

D. 均借一定的孔、裂直接或间接与外界相通

E. 主要功能是与外界进行物质代谢，以维持生命和繁殖后代

2. 下列哪项属于内脏器官

    A. 脾　　　　B. 心　　　　C. 胸腺　　　　D. 甲状腺　　　　E. 子宫

3. 属于实质性器官的是

    A. 胃　　　　B. 肠　　　　C. 食管　　　　D. 肝　　　　E. 子宫

4. 属于中空性器官的是

    A. 肾　　　　B. 胰　　　　C. 胆囊　　　　D. 睾丸　　　　E. 卵巢

（二）多选题

5. 关于腹部分区（九分法）的描述，正确的有

A. 上横线为通过两侧肋弓最低点连线

B. 下横线为通过两侧髂结节连线

C. 两条纵线为通过腹股沟韧带中点的垂直线

D. 上腹部分的中间称脐区

E. 下腹部分的中间称髂区

二、填空题

1. 经过锁骨中点所做的垂直线称＿＿＿＿＿＿＿＿＿＿＿，经过肩胛下角所做的垂直线称＿＿＿＿＿＿＿＿＿＿＿。

2. 腹部分区（九分法）的腹上部分，中间称＿＿＿＿＿＿＿，两侧称＿＿＿＿＿＿＿。

三、名词解释

内脏

（李桂成）

六、消化系统

一、选择题

（一）单选题

1. 上消化道指

    A. 口腔和咽　　　　　　　　B. 从口腔到食管

    C. 从口腔到胃　　　　　　　D. 从口腔到十二指肠

    E. 从口腔到空肠

2. 上消化道不包括

    A. 空肠   B. 胃   C. 十二指肠

    D. 咽   E. 食管

3. 下消化道不包括

    A. 十二指肠   B. 空肠   C. 回肠

    D. 直肠   E. 盲肠

4. 舌

    A. 前 1/3 为舌体

    B. 后 2/3 为舌根

    C. 舌表面数量最多的为菌状乳头

    D. 所有的舌乳头均含有味蕾

    E. 轮廓乳头有 7~11 个

5. 不含味蕾的是

    A. 菌状乳头   B. 丝状乳头   C. 轮廓乳头

    D. 叶状乳头   E. 以上都不是

6. 舌乳头中最大的是

    A. 舌乳头   B. 丝状乳头   C. 菌状乳头

    D. 叶状乳头   E. 轮廓乳头

7. 颏舌肌

    A. 属舌内肌

    B. 单侧收缩使舌尖伸向前下

    C. 单侧收缩使舌尖伸向同侧

    D. 双侧同时收缩使舌前伸

    E. 双侧收缩可使舌尖伸向前上

8. 舌下阜

    A. 有舌下腺小管的开口

    B. 只有下颌下腺管的开口

    C. 有舌腺的开口

    D. 有下颌下腺管和舌下腺大管的开口

    E. 其深面藏有舌下腺

9. 腮腺管

    A. 由腺体深部的前缘发出

    B. 开口于平对上颌第 2 前磨牙的颊黏膜上

C. 开口于平对上颌第 2 磨牙的颊黏膜上

D. 开口于平对下颌第 2 前磨牙的颊黏膜上

E. 开口于平对下颌第 2 磨牙的颊黏膜上

10. 咽隐窝位于

    A. 喉咽的两侧部

    B. 口咽的两侧部

    C. 咽鼓管圆枕后方与咽后壁之间

    D. 固有口腔的两侧部

    E. 梨状隐窝的两侧部

11. 下颌下腺的导管开口于

    A. 舌系带   B. 舌下阜   C. 舌扁桃体

    D. 舌下襞   E. 舌黏膜

12. 食管的第二狭窄在

    A. 起始处   B. 穿膈处

    C. 与左主支气管交叉处   D. 与右主支气管交叉处

    E. 与胃相接处

13. 食管第二狭窄与中切牙的距离

    A. 约 15cm   B. 约 25cm   C. 约 40cm

    D. 相当于第 4、5 胸椎之间水平   E. 相当于第 10 胸椎水平

14. 腭扁桃体位于

    A. 梨状隐窝   B. 鼻咽   C. 喉咽

    D. 咽隐窝内 E. 腭舌弓与腭咽弓之间的凹窝内

15. $\underline{}6$ 代表

    A. 左上颌第 1 前磨牙   B. 右上颌第 2 前磨牙

    C. 右上颌第 1 磨牙   D. 左上颌第 1 磨牙

    E. 左上颌第 2 前磨牙

16. 右上颌第二磨牙的牙式是

    A. $7\underline{}$ B. $\underline{}7$ C. $6\underline{}$ D. $8\underline{}$ E. $\underline{}8$

17. 咽鼓管咽口位于

    A. 口咽   B. 鼻咽   C. 口腔前庭

    D. 喉咽   E. 固有口腔

18. 鼻咽癌好发于

    A. 梨状隐窝   B. 咽鼓管圆枕   C. 咽隐窝

D. 口咽部　　　　　　　　E. 喉咽部

19. 食管
    A. 穿膈的食管裂孔入腹腔　　　B. 全长约 35cm
    C. 全长管径一致　　　　　　　D. 全长有两处狭窄
    E. 全长可分为颈、胸两段

20. 位于胃后方的器官是
    A. 肝　　　　　　　　B. 胆囊　　　　　　　C. 胰
    D. 右肾上腺　　　　　E. 小肠

21. 胃的四部是
    A. 贲门部、胃底、胃体和胃大弯
    B. 贲门部、胃底、胃体和胃小弯
    C. 贲门部、胃底、胃体和幽门部
    D. 贲门部、胃底、胃体和幽门窦
    E. 幽门部、胃底、胃体和胃大弯

22. 临床所说的胃窦是指
    A. 胃底　　　　　　　B. 胃体　　　　　　　C. 贲门部
    D. 幽门部　　　　　　E. 十二指肠

23. 胃中等充盈时大部分位于
    A. 腹上区　　　　　　B. 脐区　　　　　　　C. 左季肋区
    D. 右季肋区　　　　　E. 腹下区

24. 识别空肠起始端的标志是
    A. 十二指肠悬肌　　　B. 空肠管径较粗　　　C. 空肠色泽浅红
    D. 系膜较长　　　　　E. 环行皱襞高而密

25. 下列关于空、回肠的说法中，错误的是
    A. 借小肠系膜固定于腹后壁
    B. 空肠占空、回肠全长的下 3/5
    C. 回肠位于腹腔的右下部
    D. 空肠有孤立淋巴滤泡
    E. 回肠有集合淋巴滤泡

26. 没有结肠带的肠管是
    A. 横结肠　　　　　　B. 升结肠　　　　　　C. 盲肠
    D. 直肠　　　　　　　E. 降结肠

27. 阑尾根部的体表投影在

　　A. 脐与左髂前上棘连线的中、内 1/3 交点处

　　B. 脐与左髂前上棘连线的中、外 1/3 交点处

　　C. 脐与右髂前上棘连线的中、内 1/3 交点处

　　D. 脐与右髂前上棘连线的中、外 1/3 交点处

　　E. 左、右髂前上棘连线的中点

28. 肛柱下端与肛瓣所围成的小隐窝称

　　A. 肛梳　　　　　　　　B. 肛管　　　　　　　　C. 肛柱

　　D. 肛瓣　　　　　　　　E. 肛窦

29. 肛柱下端之间的黏膜皱襞称

　　A. 肛梳　　　　　　　　B. 肛管　　　　　　　　C. 肛柱

　　D. 肛瓣　　　　　　　　E. 肛窦

30. 肛管内面纵行的黏膜皱襞称

　　A. 肛梳　　　　　　　　B. 肛管　　　　　　　　C. 肛柱

　　D. 肛瓣　　　　　　　　E. 肛窦

31. 不位于肝脏面的结构是

　　A. 肝圆韧带　　　　　　B. 静脉韧带　　　　　　C. 镰状韧带

　　D. 肝门　　　　　　　　E. 胆囊窝

32. 肝胰壶腹开口于

　　A. 空肠　　　　　　　　B. 十二指肠上部　　　　C. 十二指肠水平部

　　D. 十二指肠降部　　　　E. 十二指肠升部

33. 不通过肝门的是

　　A. 肝门静脉　　　　　　B. 肝固有动脉　　　　　C. 肝管

　　D. 胆总管　　　　　　　E. 肝的淋巴管

34. 关于肝的体表投影正确的是

　　A. 右侧上界平第 6 肋　　　　　　　B. 右侧下界与右肋弓一致

　　C. 左侧上界平第 6 肋间隙　　　　　D. 低于剑突下 5~8cm

　　E. 7 岁前小儿右侧下界可达肋弓下 3cm

35. 胆总管

　　A. 是胆囊管的一部分　　　　　　　B. 由肝左、右管汇合而成

　　C. 可储存和分泌胆汁　　　　　　　D. 与胰管合成肝胰壶腹

　　E. 直接开口于十二指肠水平部

36. 关于肝的叙述，错误的是

    A. 右侧上界在锁骨中线处平第 5 肋

    B. 腹上区可达剑突下 5~8cm

    C. 上面被镰状韧带分为 2 叶

    D. 脏面分为 4 叶

    E. 大部分位于右季肋区和腹上区

37. 关于胰的描述，正确的是

    A. 位于肝的后方　　　　　　　　　B. 属于腹膜内位器官

    C. 在第 1~2 胸椎水平　　　　　　　D. 左侧膨大为胰头

    E. 胰尾伸向脾

38. 副胰管的开口部位是

    A. 十二指肠大乳头　　　　　　　　B. 十二指肠小乳头

    C. 十二指肠球　　　　　　　　　　D. 十二指肠悬肌

    E. 十二指肠空肠曲

39. 肝外胆道不包括

    A. 肝左管　　　　　　B. 肝右管　　　　　　C. 胆囊管

    D. 胰管　　　　　　　E. 肝总管

（二）多选题

40. 参与围成咽峡的结构有

    A. 腭垂　　　　　　　B. 腭舌弓　　　　　　C. 腭咽弓

    D. 舌根　　　　　　　E. 腭扁桃体

41. 具有肠脂垂的肠管是

    A. 盲肠　　　　　　　B. 空肠　　　　　　　C. 结肠

    D. 十二指肠　　　　　E. 直肠

42. 属于直肠的弯曲有

    A. 耻骨前弯　　　　　B. 耻骨下弯　　　　　C. 腰曲

    D. 骶曲　　　　　　　E. 会阴曲

43. 胆囊

    A. 位于肝下面的胆囊窝内

    B. 具有分泌胆汁的功能

    C. 胆囊管与胰管合成肝胰壶腹

    D. 呈梨形

    E. 分为底、体、颈、管四部

44. 关于胰的描述，正确的是
    A. 位于胃的后方
    B. 属于腹膜内位器官
    C. 在第 1、2 腰椎水平横位于腹后壁
    D. 胰头被十二指肠环抱
    E. 胰尾与左肾门贴邻

二、填空题

1. 食管有三处狭窄，第一狭窄位于_____，第二狭窄位于_____，第三狭窄位于_____。食管的第一狭窄距中切牙约_____cm；食管的第二狭窄距中切牙约_____cm；食管的第三狭窄距中切牙约_____cm。

2. 胃可分为_____、_____、_____和_____4 部分，临床上将_____称为胃窦。

3. 大肠区别于小肠的重要标志是盲肠和结肠表面有_____、_____和_____。

4. 直肠在矢状面上的两个弯曲是_____和_____。

5. 肝大部分位于_____和_____，小部分位于_____。

6. 胆囊分_____、_____、_____及_____部分。

7. 胆囊底的体表投影在_____。

8. 胆总管由_____和_____汇合形成；肝胰壶腹由_____和_____汇合形成，开口于_____。

9. 乳牙在出生后_____个月左右开始萌出，_____岁左右出齐。

10. 恒牙分_____、_____、_____和_____4 类，共_____颗。

11. 咽位于_____前方，是_____与_____的共用通道，自上而下分为_____、_____和_____三部分。

12. 胰位于_____腰椎水平高度，自右向左可分_____、_____和_____3 部分。

三、名词解释

1. 咽峡　2. 麦氏点　3. 肝门　4. 十二指肠球　5. 上消化道　6. 齿状线
7. 胆囊三角（Calot 三角）

四、问答题

1. 某人误食一粒小扣子，后随粪便排出体外，该小扣子沿途依次经过哪些结构？请用→示之。

2. 胆道蛔虫患者，其蛔虫从回肠依次经哪些结构钻入胆囊？请用→示之。

3. 胆汁的产生及排出途径？请用→示之。

4. 食管三处狭窄各位于何处？各狭窄距中切牙是多少厘米？

5. 胃的位置、形态及分部如何？

6. 胰的位置和分部如何？胰液是怎样排入十二指肠的？

7. 胆囊底与阑尾根部的体表投影各位于何处？

8. 试述肝的位置和形态。

（江　林　李桂成　张庆金）

七、呼吸系统

一、选择题

（一）单选题

1. 下列对鼻的描述中，错误的是

　A. 可分为鼻前庭和固有鼻腔两部分

　B. 鼻中隔后部是筛骨垂直板及梨骨

　C. 固有鼻腔外侧壁有上、中、下三个鼻甲

　D. 鼻黏膜嗅部内含有嗅细胞

　E. 鼻旁窦又称副鼻窦，对发音起共鸣作用

2. 上呼吸道是指

　A. 中鼻道以上的鼻腔　　　　　　B. 口、鼻和咽

　C. 鼻、咽和喉　　　　　　　　　D. 主支气管以上的呼吸道

　E. 鼻、咽、喉和气管

3. 喉室属于

　A. 喉口的两侧部　　　　　　　　B. 喉口以上的部分

　C. 喉前庭的一部分　　　　　　　D. 喉中间腔的一部分

　E. 声门下腔的一部分

4. 成对的喉软骨是

　A. 甲状软骨　　　　　　　　　　B. 杓状软骨

　C. 会厌软骨　　　　　　　　　　D. 环状软骨

　E. 舌骨

5. 喉炎时，容易水肿的部位是

　A. 喉口黏膜　　　　　　　　　　B. 喉前庭黏膜

　C. 喉中间腔黏膜　　　　　　　　D. 声门下腔黏膜

　E. 喉室黏膜

6. 关于气管的描述，错误的是

    A. 位于中纵隔内

    B. 位于食管的前方

    C. 气管杈平胸骨角高度

    D. 有 16~20 个 "C" 形软骨环

    E. 第 2~4 气管软骨前方有甲状腺峡

7. 关于左主支气管，正确的描述是

    A. 比右主支气管短   B. 在食管前方走行

    C. 位于食管后方   D. 在左肺动脉之上方到达肺门

    E. 在左肺静脉之下方到达肺门

8. 肺根的结构，应除外

    A. 神经   B. 淋巴结

    C. 肺动、静脉   D. 肺叶支气管

    E. 肺支气管动、静脉

9. 关于肺的说法错误的是

    A. 肺底又称膈面   B. 两肺的前缘有心切迹

    C. 左肺的前缘有左肺小舌   D. 肺与胸廓相邻的面称胸肋面

    E. 纵隔面中央凹陷处称肺门

10. 关于右肺的形态，描述错误的是

    A. 通常分 3 个叶   B. 分 10 个肺段

    C. 有斜裂和水平裂   D. 较左肺宽而短

    E. 心切迹上方有肺小舌

11. 关于胸膜腔正确的叙述是

    A. 其内有左、右肺和少量液体   B. 由壁胸膜相互返折而成

    C. 可通过呼吸与外界相通   D. 左、右胸膜腔经气管相通连

    E. 由脏、壁胸膜共同围成的密闭窄隙

12. 关于两侧胸膜腔，正确的叙述是

    A. 互不相通   B. 内含大量浆液

    C. 借心包横窦相通   D. 下界在腋中线平第 8 肋

    E. 借膈主动脉裂孔和腹膜腔相通

13. 关于肋膈隐窝，正确的叙述是

    A. 通常不含浆液   B. 由胸壁和膈围成

    C. 当深吸气时能被肺下缘充满   D. 由脏胸膜和壁胸膜返折形成

E. 呈半月状，是胸膜腔最低部分

14. 肋膈隐窝由下列结构返折形成

  A. 肋胸膜与膈胸膜   B. 肋胸膜与纵隔胸膜

  C. 纵隔胸膜与膈胸膜   D. 肋胸膜与胸膜顶

  E. 纵隔胸膜与脏胸膜

15. 对纵隔的描述，哪项正确

  A. 位于胸膜腔内   B. 上界是肺尖

  C. 容纳心、肺   D. 两侧界是肺门

  E. 两侧界是纵隔胸膜

（二）多选题

16. 开口于中鼻道的鼻旁窦有

  A. 上颌窦   B. 额窦   C. 蝶窦

  D. 筛窦前、中群   E. 筛窦后群

17. 胸骨角

  A. 平对上、下纵隔分界处   B. 平对第 4 胸椎下缘

  C. 平对食管与主动脉弓交叉处 D. 平对食管与左主支气管交叉处

  E. 平对食管第 2 狭窄处

18. 属于壁胸膜的有

  A. 覆于膈上面的浆膜   B. 紧贴于肺表面的浆膜

  C. 覆盖于肺尖上方的浆膜   D. 衬覆于纵隔两侧的浆膜

  E. 贴附于肋以及肋间隙内面的浆膜

二、填空题

1. 上呼吸道包括_____、_____和_____。

2. 喉的软骨，不成对的有_____、_____、_____，成对的有_____。

3. 喉腔的黏膜形成两皱襞，上方的一对称_____，下方的一对称_____。

4. 下纵隔，可分为_____、_____和_____三部分。

5. 急性喉阻塞时，可在_____处插入大号注射针头或切开，以建立暂时性呼吸通道，抢救生命。

三、名词解释

1. 肺门 2. 肋膈隐窝 3. 上呼吸道 4. 声门裂 5. 胸膜腔 6. 纵隔

四、问答题

1. 简述纵隔的概念、境界及分部。

2. 急性喉阻塞时，常在何处插入大号注射针头或切开，以建立暂时性呼吸通道，抢救生命？抢救原则是什么？

3. 气管的位置及构造？左右主支气管有何差异？

4. 肺位于何处？在形态、结构和分叶上，左右肺有何不同？

5. 试述肋膈隐窝的组成及临床意义。

五、知识拓展题

患者，男，8岁。饭后牙痛继而出现畏寒发热，全身不适、精神不振，伴随鼻塞、脓涕和头痛等症状，送医经鼻腔检查发现鼻腔黏膜充血肿胀，尤以中鼻甲、中鼻道及嗅裂等处为明显。前组鼻窦可见中鼻道积脓，后组鼻窦可见嗅裂积脓，诊断为急性鼻窦炎。请问：

1. 鼻旁窦有何功能？包括哪些？各位于何处？开口于什么地方？

2. 当上颌窦发炎时，为什么容易积脓？

（蔡科军　李桂成　张庆金）

八、泌尿系统

一、选择题

（一）单选题

1. 肾的被膜从内向外依次是

    A. 肾筋膜、脂肪囊、纤维囊　　　　B. 肾筋膜、纤维囊、脂肪囊

    C. 脂肪囊、纤维囊、肾筋膜　　　　D. 脂肪囊、肾筋膜、纤维囊

    E. 纤维囊、脂肪囊、肾筋膜

2. 左肾下端平对

    A. 第 10 胸椎体上缘　　　　　　　B. 第 11 胸椎体上缘

    C. 第 12 胸椎体上缘　　　　　　　D. 第 2 腰椎体上缘

    E. 第 3 腰椎体上缘

3. 关于输尿管正确的描述是

    A. 行于卵巢血管的前方

    B. 跨过髂血管前方

    C. 全长粗细均匀

    D. 位于腹膜腔内，脊柱两侧

    E. 在子宫颈外侧通过子宫动脉的前上方

4.临床进行膀胱穿刺时，可不进入腹膜腔以减少感染，其依据是

　　A.因膀胱位于盆腔上方

　　B.因膀胱是腹膜间位器官

　　C.因膀胱体直接与腹前壁相邻

　　D.因膀胱位置浅表不必打开腹膜腔

　　E.因膀胱随尿液充盈程度不同发生位置变化

5.男性膀胱后面与下列哪个结构不相邻

　　A.精囊　　　　　　　　　　　　B.输精管壶腹

　　C.输尿管盆部　　　　　　　　　D.前列腺

　　E.直肠前壁

6.关于肾的说法，何者为错误

　　A.两肾上端接肾上腺

　　B.前面较平坦，后面较凸

　　C.成人肾门约平第 1 腰椎水平

　　D.右肾前面内侧缘邻十二指肠

　　E.肾门向肾实质内凹陷，形成肾窦

7.关于肾的构造，错误的描述是

　　A.肾乳头开口于肾盂

　　B.肾锥体之间的皮质为肾柱

　　C.肾髓质由 15~20 个肾锥体构成

　　D.肾锥体基底朝向皮质，尖朝向肾窦

　　E.肾实质可分为皮质和髓质两部分

8.维持肾位置的结构不包括下列哪项

　　A.输尿管　　　　　　　　　　　B.肾的毗邻器官

　　C.腹内压　　　　　　　　　　　D.肾被膜

　　E.肾血管

9.下列关于肾的描述，何者错误

　　A.肾锥体的尖端为肾乳头

　　B.肾小盏汇合形成肾盂

　　C.皮质深入锥体之间的部分称肾柱

　　D.输尿管由肾盂移行而成

　　E.肾皮质位于肾髓质外的浅层

10. 关于输尿管，错误的描述是

    A. 全长 25~30cm

    B. 可分为腹段、盆段和壁内段

    C. 上端起自肾盂，下端终于膀胱

    D. 全长有三处生理狭窄

    E. 垂直进入膀胱

11. 女性输尿管的盆段在进入膀胱前，跨其前上方者为

    A. 髂内血管   B. 卵巢血管   C. 子宫动脉

    D. 闭孔神经   E. 闭孔血管

12. 肾门约平对

    A. 第 11 胸椎   B. 第 12 胸椎   C. 第 1 腰椎

    D. 第 2 腰椎   E. 第 3 腰椎

13. 左肾上端平对

    A. 第 12 胸椎体上缘   B. 第 12 胸椎体下缘

    C. 第 1 腰椎体上缘   D. 第 1 腰椎体下缘

    E. 第 2 腰椎体上缘

14. 右肾下端平对

    A. 第 11 胸椎体下缘   B. 第 12 胸椎体下缘

    C. 第 1 腰椎体下缘   D. 第 2 腰椎体下缘

    E. 第 3 腰椎体下缘

15. 膀胱充盈时，超过耻骨联合上缘的结构为

    A. 膀胱尖   B. 膀胱体   C. 膀胱颈

    D. 膀胱三角   E. 输尿管间襞

16. 膀胱的最下部称

    A. 膀胱尖   B. 膀胱体   C. 膀胱颈

    D. 膀胱三角   E. 膀胱底

17. 寻找输尿管口的标志是

    A. 膀胱尖   B. 膀胱体   C. 膀胱颈

    D. 膀胱三角   E. 输尿管间襞

18. 女性易发生逆行性尿路感染，原因是

    A. 前上方与阴蒂相邻

    B. 膀胱容积大

    C. 尿道短、直、宽，与阴道相邻

D. 尿道开口于阴道前庭

E. 女性抵抗力差

（二）多选题

19. 关于膀胱正确的描述是

A. 位于盆腔内为腹膜间位器官

B. 前方邻耻骨联合后面

C. 前方与直肠、肛管相邻

D. 通常分尖、体、底、颈四部

E. 膀胱颈是膀胱的最低点

20. 肾的正常位置维持要依靠

A. 肾被膜　　　　　　　B. 肾血管　　　　　　　C. 腹膜

D. 腹内压　　　　　　　E. 肾的邻近器官

21. 左肾

A. 上端平第 12 胸椎体上缘　　　　B. 下端平第 3 腰椎体上缘

C. 第 12 肋斜过后面的中部　　　　D. 上端平第 12 胸椎体下缘

E. 下端平第 3 腰椎体下缘

二、填空题

1. 泌尿系统由＿＿＿＿＿、＿＿＿＿＿、＿＿＿＿＿和＿＿＿＿＿组成。

2. 肾位于＿＿＿＿＿，紧贴＿＿＿＿＿的两侧，属＿＿＿＿＿器官。一般左肾上端约平＿＿＿＿＿，下端约平＿＿＿＿＿。左肾后面的中部有＿＿＿＿＿斜过，成人肾门约平＿＿＿＿＿。

3. 肾门的体表投影，在背部位于＿＿＿＿＿与＿＿＿＿＿的夹角内，临床上称为＿＿＿＿＿。

4. 肾蒂主要结构的排列关系，由前向后依次为＿＿＿＿＿、＿＿＿＿＿、＿＿＿＿＿；由上向下为＿＿＿＿＿、＿＿＿＿＿、＿＿＿＿＿。

5. 输尿管有三个狭窄，第一狭窄位于＿＿＿＿＿，第二狭窄位于＿＿＿＿＿，第三狭窄位于＿＿＿＿＿。

6. 膀胱的后面，在女性与＿＿＿＿＿和＿＿＿＿＿相邻；在男性则与＿＿＿＿＿、＿＿＿＿＿及＿＿＿＿＿相邻。

7. 空虚时，膀胱呈＿＿＿＿＿形，分＿＿＿＿＿、＿＿＿＿＿、＿＿＿＿＿和＿＿＿＿＿四部分。

三、名词解释

1. 肾门　　2. 肾蒂　　3. 肾区　　4. 输尿管间襞　　5. 膀胱三角

四、问答题

1. 描述肾冠状剖面的肉眼观结构。

2. 简述肾盂结石排出体外的途径（可用→示之），并说明结石易在什么部位滞留。

3. 试述肾的位置。

4. 试述膀胱的位置及其与腹膜的关系。

（江　林　李桂成　张庆金）

九、生殖系统

一、选择题

（一）单选题

1. 男性生殖腺是

 A. 睾丸   B. 附睾   C. 前列腺

 D. 精囊腺   E. 尿道球腺

2. 男性生殖管道不包括

 A. 附睾   B. 尿道   C. 睾丸

 D. 射精管   E. 输精管

3. 精子储存在

 A. 前列腺   B. 附睾   C. 睾丸

 D. 精囊腺   E. 尿道球腺

4. 属于男性内生殖器附属腺的是

 A. 附睾   B. 睾丸   C. 扁桃腺

 D. 肾上腺   E. 前列腺

5. 分泌雄性激素的是睾丸的哪一结构

 A. 间质细胞   B. 精曲小管   C. 睾丸纵隔

 D. 白膜   E. 精直小管

6. 生成精子的是睾丸的哪一结构

 A. 精曲小管   B. 睾丸网   C. 间质细胞

 D. 精直小管   E. 睾丸纵隔

7. 附睾的描述，何者错误

 A. 附于睾丸的上端及后缘

 B. 可分为头、体、尾三部

 C. 可分泌液体供给精子营养

D.可分泌液体促进精子成熟

E.附睾管生成精子

8.何者与精子的排出途径无关

    A.附睾　　　　　　　　　B.输精管　　　　　　　　C.射精管

    D.睾丸鞘膜腔　　　　　　E.尿道

9.关于睾丸的描述，不正确的是

    A.睾丸上端被附睾头遮盖

    B.精曲小管产生

    C.后缘为血管、神经、淋巴管出入的部位

    D.后缘白膜增厚，突入睾丸内形成睾丸纵隔

    E.从睾丸网发出 12~15 条睾丸输出小管进入附睾

10.下列管道中，无明显狭窄者为

    A.男性尿道　　　　　　　B.食管　　　　　　　　　C.输卵管

    D.输精管　　　　　　　　E.输尿管

11.输精管结扎常选部位是

    A.睾丸部　　　　　　　　B.精索部　　　　　　　　C.腹股沟部

    D.盆部　　　　　　　　　E.输精管壶腹处

12.前列腺何处肥大，可引起明显的排尿困难

    A.前叶　　　　　　　　　B.中叶　　　　　　　　　C.后叶

    D.左侧叶　　　　　　　　E.右侧叶

13.前列腺的位置与毗邻，何者错误

    A.位于膀胱与尿生殖膈之间

    B.前方为耻骨联合

    C.后方与直肠壶腹毗邻

    D.底与精囊，输精管壶腹相接触

    E.尖与膀胱颈邻接

14.关于阴囊的正确描述是

    A.皮肤厚而硬

    B.浅筋膜内富含脂肪

    C.肉膜内含骨骼肌纤维

    D.阴囊壁有调节阴囊内温度的作用

    E.位于阴茎的后下方，由皮肤和肉膜构成

15. 男性尿道最狭窄处是

    A. 尿道内口　　　　　　　B. 尿道外口　　　　　　　C. 尿道膜部

    D. 尿道前列腺部　　　　　E. 尿道球部

16. 关于男性尿道的正确描述是

    A. 有两个狭窄　　　　　　B. 有三个弯曲　　　　　　C. 有两个扩大

    D. 长而弯曲　　　　　　　E. 耻骨下弯凹向下

17. 前尿道是指

    A. 前列腺部　　　　　　　B. 膜部　　　　　　　　　C. 海绵体部

    D. 前列腺部、膜部　　　　E. 膜部、海绵体部

18. 子宫的说法，何者错误

    A. 经产妇的子宫口为圆形

    B. 可分为底、体、颈三部

    C. 子宫颈下端伸入阴道内

    D. 子宫腔底的两端通输卵管

    E. 成人子宫前后稍扁，呈倒置的梨形

19. 维持子宫前倾的主要韧带是

    A. 子宫阔韧带　　　　　　B. 子宫主韧带　　　　　　C. 子宫圆韧带

    D. 直肠子宫韧带　　　　　E. 耻骨子宫韧带

20. 维持子宫前屈位的结构是

    A. 盆膈　　　　　　　　　B. 子宫阔韧带　　　　　　C. 尿生殖膈

    D. 骶子宫韧带　　　　　　E. 子宫主韧带

21. 维持子宫位置不向下脱垂的重要韧带是

    A. 子宫圆韧带　　　　　　B. 子宫主韧带　　　　　　C. 子宫阔韧带

    D. 子宫骶韧带　　　　　　E. 卵巢固有韧带

22. 输卵管结扎术常选的部位是

    A. 子宫部　　　　　　　　B. 输卵管漏斗　　　　　　C. 输卵管峡

    D. 输卵管壶腹　　　　　　E. 输卵管伞

23. 妊娠期间，子宫的哪一部分延长形成子宫下段

    A. 子宫底　　　　　　　　B. 子宫体　　　　　　　　C. 子宫峡

    D. 子宫颈阴道上部　　　　E. 子宫颈阴道部

24. 子宫阔韧带两层之间的结构，应除外

    A. 卵巢　　　　　　　　　B. 输卵管　　　　　　　　C. 子宫圆韧带

    D. 卵巢悬韧带　　　　　　E. 卵巢固有韧带

25. 关于卵巢的形态正确的描述是
    A. 前缘游离   B. 后缘附有系膜
    C. 内侧端名子宫端   D. 上端与输卵管伞相接触
    E. 后缘为卵巢门

26. 关于输卵管的正确描述是
    A. 为一对长而直的肌性管道
    B. 与卵巢门相通连
    C. 外侧端开口于腹膜腔
    D. 输卵管峡部，长而狭窄
    E. 内侧端膨大弯曲，连于子宫底两侧

27. 输卵管形成指状突起的部位称
    A. 子宫部   B. 输卵管峡部   C. 输卵管壶腹部
    D. 输卵管漏斗部   E. 输卵管伞

28. 卵子受精一般在输卵管的哪一部
    A. 漏斗部   B. 壶腹部   C. 峡部
    D. 子宫部   E. 输卵管伞

29. 直肠指检时，下列哪项结构不能触到
    A. 男性前列腺   B. 女性输卵管   C. 女性阴道后壁
    D. 男性增大的精囊   E. 女性子宫颈

30. 阴茎包皮与尿道外口相连的皮肤皱襞称
    A. 阴茎头   B. 尿道球   C. 包皮系带
    D. 白膜   E. 阴茎脚

（二）多选题

31. 属于男性附属腺的有
    A. 前列腺   B. 前庭大腺   C. 精囊
    D. 尿道球腺   E. 附睾

32. 临床上，后尿道是指
    A. 尿道前列腺部   B. 尿道膜部   C. 尿道海绵体部
    D. 尿道球部   E. 尿道舟状窝

33. 子宫
    A. 位于小骨盆腔的中央
    B. 子宫的内腔称子宫腔
    C. 子宫的后方为膀胱

D. 子宫颈为炎症和肿瘤好发部位

E. 子宫的前方为耻骨联合的后方

34. 女性乳房

A. 乳头有输乳管开口

B. 输乳管呈放射状排列

C. 手术时应采用放射状切口

D. 乳腺被纤维隔分隔成 15~20 个乳腺叶

E. 乳腺癌早期，乳房的皮肤可出现不同程度的凹陷

二、填空题

1. 输精管道包括_____、_____、_____和_____。

2. 输精管可分四部，其中输精管结扎的常用部位是_____。

3. 男性尿道最长的一段是_____，最宽阔处是_____，最狭窄处是_____。

4. 输卵管结扎的常选部位在_____；卵子与精子相遇而受精的部位通常在_____；识别输卵管的标志是_____。

5. 尿生殖区：男性有_____通过，女性有_____和_____通过；肛区有_____通过。

6. 前列腺位于_____，有_____穿过，_____穿入。

7. 阴茎主要由两条_____和一条_____构成，其中_____内有尿道穿过。

8. 乳房内部主要由_____、_____和_____构成，乳腺叶和输乳管均以_____为中心呈_____排列。若癌细胞侵犯_____，乳房的皮肤可出现不同程度的凹陷。

三、名词解释

1. 精索　　2. 子宫峡　　3. 会阴　　4. 输卵管峡　　5. 输卵管伞　　6. 阴道穹

四、问答题

1. 试述男性尿道的长度、分部、狭窄、扩大和弯曲。

2. 试述子宫的位置和形态。

3. 简述精子的产生部位及排出的途径，请用→示之。

4. 简述精子与卵子在输卵管壶腹部相遇的途径，请用→示之。

5. 子宫的内腔包括哪些？

（江　林　李桂成　张庆金）

十、腹　膜

一、选择题

（一）单选题

1.下列属于腹膜间位器官的是

　　A.胃　　　　　　　　　　　B.胰　　　　　　　　　　C.阑尾

　　D.肝　　　　　　　　　　　E.空肠

2.下列属于腹膜内位器官的是

　　A.盲肠、肝　　　　　　　　　　　B.胃、脾

　　C.输卵管、子宫　　　　　　　　　D.胆囊、阑尾

　　E.空回肠、十二指肠降部

3.以下关于腹膜腔的说法错误的是

　　A.男性腹膜腔是封闭的　　　　　　B.女性腹膜腔是开放的

　　C.腔内含有少量浆液　　　　　　　D.腔内含有胃、肠等器官

　　E.腔内不含有任何器官

4.位于肝上面的韧带是

　　A.肝镰状韧带　　　　　　　B.肝圆韧带　　　　　　　C.脾胃韧带

　　D.脾肾韧带　　　　　　　　E.脾膈韧带

5.腹膜形成的结构是

　　A.子宫阔韧带　　　　　　　B.子宫圆韧带　　　　　　C.静脉韧带

　　D.骶子宫韧带　　　　　　　E.肝圆韧带

6.关于网膜囊的描述，正确的是

　　A.不与腹膜腔相通

　　B.前壁是大网膜和胃的后壁

　　C.后壁为覆盖在大、小肠表面的腹膜

　　D.囊内有胰、左肾和左肾上腺等

　　E.前壁是小网膜、胃后壁的腹膜和胃结肠韧带

7.站立位或半卧位时，女性腹膜腔的最低部位在

　　A.坐骨直肠窝　　　　　　　　　　B.直肠膀胱陷凹

　　C.直肠子宫陷凹　　　　　　　　　D.膀胱子宫陷凹

　　E.肝肾隐窝

8. 下列有系膜的肠管是

    A. 降结肠   B. 乙状结肠   C. 盲肠

    D. 直肠   E. 升结肠

9. 位于脾与胃之间的韧带是

    A. 肝镰状韧带   B. 肝圆韧带   C. 脾胃韧带

    D. 脾肾韧带   E. 胃膈韧带

10. 下列韧带中，不是由双层腹膜形成的是

    A. 肝镰状韧带   B. 肝圆韧带   C. 脾胃韧带

    D. 脾肾韧带   E. 胃膈韧带

11. 不属于腹膜形成的结构是

    A. 肝圆韧带   B. 小肠系膜   C. 肝镰状韧带

    D. 大网膜   E. 小网膜

12. 可以不经腹膜腔进行手术的器官是

    A. 肾   B. 胃   C. 横结肠

    D. 乙状结肠   E. 脾

（二）多选题

13. 腹膜从腹壁移行于脏器所形成的腹膜结构是

    A. 镰状韧带   B. 冠状韧带   C. 小网膜

    D. 大网膜   E. 阑尾系膜

14. 腹膜内位器官是

    A. 十二指肠上部   B. 升结肠   C. 直肠上段

    D. 横结肠   E. 子宫

15. 腹膜形成的结构有

    A. 肝圆韧带   B. 胃结肠韧带   C. 肝镰状韧带

    D. 静脉韧带   E. 肝十二指肠韧带

16. 参与构成小网膜的韧带是

    A. 肝十二指肠韧带   B. 肝镰状韧带   C. 肝胃韧带

    D. 肝圆韧带   E. 脾胃韧带

17. 属于腹膜间位器官的是

    A. 胃   B. 肾   C. 子宫

    D. 充盈的膀胱   E. 肝

18. 属于腹膜外位器官的是

    A. 肾   B. 输尿管   C. 胰

    D. 肾上腺   E. 直肠下段

二、填空题

1. 网膜孔的前界为肝十二指肠韧带,其内有三件重要结构,分别是_____、_____和_____。

2. 平卧位时,腹膜腔的最低位置是_____。半卧位时,男性腹膜腔的最低位置是_____,女性腹膜腔的最低位置是_____。

3. 半卧位时,女性腹膜腔积液多聚积于_____,临床上可经直肠穿刺或阴道穹后部穿刺进行诊断和治疗。

4. 小网膜由_____和_____组成。

三、名词解释

1. 腹膜　　2. 腹膜腔　　3. 网膜囊

四、问答题

1. 何谓腹膜?腹膜有何功能?

2. 临床上,腹部手术或急性腹膜炎的患者常采取半卧体位,为什么?

3. 简述女性腹膜腔经何途径与外界相通,请用→示之。

（林俊华　李桂成　张庆金）

十一、内分泌系统

一、单选题

1. 属于内分泌腺的器官是

   A. 前列腺　　　　　　　B. 垂体　　　　　　　　C. 卵巢

   D. 胰腺　　　　　　　　E. 睾丸

2. 甲状腺

   A. 由甲状腺峡和两个锥状叶组成

   B. 吞咽时,甲状腺可随喉上、下移动

   C. 甲状腺侧叶常伸出锥状叶

   D. 甲状腺峡位于第4~6气管软骨环的前面

   E. 甲状腺侧叶贴于喉和气管的两侧,下端可达第6颈椎下缘

3. 内分泌腺的特点是

   A. 有导管　　　　　　　B. 无导管　　　　　　　C. 血管少

   D. 体积大　　　　　　　E. 血流快

4. 一般有上、下两对,呈黄豆大小的小腺体是

   A. 松果体　　　　　　　B. 甲状腺　　　　　　　C. 甲状旁腺

    D. 性腺   E. 胰岛

5. 关于垂体说法不正确的是

    A. 位于蝶骨体上方的垂体窝内

    B. 前上方与视交叉相邻

    C. 连于下丘脑

    D. 分为腺垂体和神经垂体两部分

    E. 呈半月形

6. 肾上腺

    A. 附于肾的内侧

    B. 属于腹膜内位器官

    C. 左侧呈半月形，右侧呈三角形

    D. 可随下垂的肾下降

    E. 包在肾纤维囊内

7. 关于松果体的叙述，正确的是

    A. 位于下丘脑的下方   B. 位于下丘脑的上方

    C. 在儿童期不发达   D. 成年后可形成脑砂

    E. 分泌过盛可促进性早熟

8. 无分泌功能，可贮存和释放下丘脑产生的抗利尿素和催产素的是

    A. 腺垂体   B. 腺垂体的远侧部

    C. 腺垂体的中间部   D. 腺垂体前叶

    E. 神经垂体

二、填空题

1. 内分泌系统由_____和_____组成，它们分泌的物质称为_____。

2. 内分泌腺包括_____、_____、_____、_____、_____

    和_____。

3. 甲状腺峡连接于_____之间，位于_____的前面，约 2/3 的人自甲状

    腺峡向上伸出一个_____。

4. 肾上腺的形态，左侧呈_____形，右侧近似_____形。

5. 垂体位于_____内，根据其发生和结构特点，垂体可分为_____和

    _____两部分。

三、名词解释

1. 内分泌腺   2. 脑砂

（林俊华   李桂成   张庆金）

十二、心血管系统

一、选择题

（一）单选题

1. 小循环开始于

    A. 左心室　　　　　　　　B. 左心房　　　　　　　　C. 右心室

    D. 右心房　　　　　　　　E. 肺泡周围毛细血管网

2. 心的位置，正确的是

    A. 位于胸腔的上纵隔内

    B. 位于胸腔中纵隔内

    C. 位于胸腔的前纵隔内

    D. 约 2/3 位于身体正中线的右侧

    E. 约 1/3 位于身体正中线的左侧

3. 二尖（叶）瓣位于

    A. 左房室口　　　　　　　B. 右房室口　　　　　　　C. 主动脉口

    D. 肺动脉口　　　　　　　E. 冠状窦口

4. 左心室的入口是

    A. 上腔静脉口　　　　　　B. 下腔静脉口　　　　　　C. 冠状窦口

    D. 左房室口　　　　　　　E. 肺静脉口

5. 冠状窦将心的静脉血注入

    A. 左心房　　　　　　　　B. 右心室　　　　　　　　C. 上腔静脉

    D. 下腔静脉　　　　　　　E. 右心房

6. 卵圆窝的位置是在

    A. 右心房前壁　　　　　　　　B. 右心房房间隔下部

    C. 左心室室间隔上部　　　　　D. 右心室室间隔上部

    E. 左心房房间隔下部

7. 右心室流入道与流出道的分界是

    A. 三尖（叶）瓣前瓣　　　　　B. 室上嵴

    C. 三尖（叶）瓣隔瓣　　　　　D. 前乳头肌

    E. 隔缘肉柱

8. 左心室流入道和流出道的分界是

    A. 二尖（叶）瓣前瓣　　　　　B. 二尖（叶）瓣后瓣

C. 前乳头肌　　　　　　　　D. 后乳头肌

E. 二尖（叶）瓣后瓣、腱索和乳头肌

9. 心瓣膜由什么形成

A. 心肌　　　　　　　　B. 心外膜　　　　　　　　C. 心内膜

D. 浆膜　　　　　　　　E. 纤维膜

10. 关于冠状动脉的描述，正确的是

A. 左冠状动脉发出后室间支　　　　　　B. 属于大循环的动脉

C. 右冠状动脉发出前室间支　　　　　　D. 属于小循环的动脉

E. 是指营养心室壁的血管

11. 心脏的正常起搏点是

A. 窦房结　　　　　　　　B. 房室结　　　　　　　　C. 房室束

D. 左、右束支　　　　　　E. 浦肯野纤维

12. 上颌动脉发出

A. 颈总动脉　　　　　　　B. 颈外动脉　　　　　　　C. 脑膜中动脉

D. 下颌动脉　　　　　　　E. 颞浅动脉

13. 椎动脉从哪支动脉发出

A. 升主动脉　　　　　　　B. 颈总动脉　　　　　　　C. 颈外动脉

D. 颈内动脉　　　　　　　E. 锁骨下动脉

14. 肝的营养动脉是

A. 肝固有动脉　　　　　　B. 肝门静脉　　　　　　　C. 胃网膜右动脉

D. 胆囊动脉　　　　　　　E. 胰十二指肠上动脉

15. 回结肠动脉发出

A. 肠系膜上动脉　　　　　B. 阑尾动脉　　　　　　　C. 右结肠动脉

D. 肠系膜下动脉　　　　　E. 空回肠动脉

16. 颈动脉小球位于

A. 颈内动脉起始处的膨大部　　　　　　B. 颈总动脉分叉处的后方

C. 颈血管鞘的内面　　　　　　　　　　D. 颈总动脉起始处的后方

E. 颈外动脉起始处的后方

17. 腹腔内给成对脏器供血的动脉是

A. 肠系膜下动脉　　　　　B. 肾动脉　　　　　　　　C. 肠系膜上动脉

D. 膈下动脉　　　　　　　E. 腹腔干

18. 发自肝固有动脉的是

A. 胃网膜左动脉　　　　　B. 胃右动脉　　　　　　　C. 胃网膜右动脉

D. 胃左动脉　　　　　　E. 胃短动脉

19. 下面选项中由肠系膜上动脉供血的是

A. 胃　　　　　　B. 胰尾　　　　　　C. 阑尾

D. 横结肠左部　　　　E. 十二指肠全部

20. 颞区硬脑膜外血肿的出血多来自

A. 大脑前动脉　　　　B. 大脑中动脉　　　　C. 脑膜中动脉

D. 下矢状窦　　　　E. 颞深动脉

21. 在何处可摸到足背动脉的搏动

A. 趾长伸肌腱外侧　　　　B. 𧿹长伸肌腱内侧　　　　C. 𧿹长伸肌腱外侧

D. 胫骨前肌腱内侧　　　　E. 胫骨前肌腱外侧

22. 给肱二头肌供血的血管是

A. 腋动脉　　　　B. 旋肱后动脉　　　　C. 肱深动脉

D. 旋肩胛动脉　　　　E. 旋肱前动脉

23. 能正确描述掌浅弓的是

A. 位于掌腱膜的浅面

B. 位于屈指肌腱的深面

C. 由弓上发出三条掌心动脉

D. 由桡动脉末端和尺动脉的掌深支吻合而成

E. 由尺动脉末端和桡动脉的掌浅支吻合而成

24. 在咬肌前缘与下颌骨的下缘交叉处，可触及哪条动脉的搏动

A. 舌动脉　　　　B. 面动脉　　　　C. 上颌动脉

D. 颞浅动脉　　　　E. 颈内动脉

25. 何处为股动脉的搏动点及压迫止血点

A. 腹股沟韧带中点处的稍下方

B. 腹股沟韧带中点处的稍上方

C. 腹股沟韧带中、内 1/3 交点处的稍下方

D. 腹股沟韧带中、外 1/3 交点处的稍下方

E. 腹股沟韧带中、外 1/3 交点处的稍上方

26. 下列动脉属于髂外动脉分支的是

A. 闭孔动脉　　　　B. 旋髂浅动脉　　　　C. 腹壁下动脉

D. 旋股外侧动脉　　　　E. 旋股内侧动脉

27. 能正确描述闭孔动脉的是

A. 营养大腿前群肌　　　　B. 营养大腿后群肌

C. 是髂内动脉的脏支　　　　　　　D. 是髂内动脉的壁支

　　E. 穿梨状肌下孔至大腿

28. 甲状腺下动脉发自

　　A. 椎动脉　　　　　　　　B. 甲状颈干　　　　　　　C. 颈外动脉

　　D. 胸廓内动脉　　　　　　E. 锁骨下动脉

29. 分布至胃小弯左侧的动脉是

　　A. 胃左动脉　　　　　　　B. 胃短动脉　　　　　　　C. 胃右动脉

　　D. 胃网膜左动脉　　　　　E. 胃网膜右动脉

30. 直接发自腹主动脉的血管是

　　A. 胃右动脉　　　　　　　B. 肾上腺中动脉　　　　　C. 肝固有动脉

　　D. 肾上腺上动脉　　　　　E. 肝总动脉

31. 胃网膜左动脉发自

　　A. 脾动脉　　　　　　　　B. 肝总动脉　　　　　　　C. 胃右动脉

　　D. 胃十二指肠动脉　　　　E. 肝固有动脉

32. 直接分布到胃的动脉是

　　A. 脾动脉　　　　　　　　B. 肝总动脉　　　　　　　C. 胃短动脉

　　D. 胆囊动脉　　　　　　　E. 胰十二指肠上动脉

33. 脾动脉的分布范围是

　　A. 脾、胃和左肾上腺　　　B. 胃、脾、胰　　　　　　C. 胃、肝、脾

　　D. 胃、十二指肠和脾　　　E. 胰和脾

34. 睾丸动脉起自

　　A. 肾动脉　　　　　　　　B. 髂内动脉　　　　　　　C. 髂总动脉

　　D. 髂外动脉　　　　　　　E. 腹主动脉

35. 在肘部，测量血压的听诊部位是

　　A. 肱桡肌的内侧　　　　　　　　B. 肱桡肌的外侧

　　C. 肱二头肌腱的外侧　　　　　　D. 肱二头肌腱的内侧

　　E. 肱骨内、外上髁连线的中点处

36. 三尖（叶）瓣位于

　　A. 冠状窦口　　　　　　　B. 左房室口　　　　　　　C. 主动脉口

　　D. 右房室口　　　　　　　E. 肺动脉口

37. 心的静脉，下列哪项是正确的

　　A. 注入冠状窦和直接注入右心房

　　B. 注入冠状窦和直接注入右心室

C.注入冠状窦和直接注入左心房

D.注入冠状窦和直接注入左心室

E.注入冠状窦和直接注入各心腔

38.中医用于切脉的部位，应在腕前区

A.掌长肌腱的内侧　　　　　　B.掌长肌腱的外侧

C.尺侧腕屈肌腱的外侧　　　　D.桡侧腕屈肌腱的外侧

E.桡侧腕屈肌腱的内侧

39.下列能正确描述颈内动脉的是

A.起自头臂干　　　　B.颅外有分支　　　　C.起自主动脉弓

D.营养脑和视器　　　E.经枕骨大孔入颅腔

40.胫后动脉向下的行程中经过

A.内踝前方　　　　　B.内踝后方　　　　　　C.外踝前方

D.外踝后方　　　　　E.足背前方

41.子宫动脉在距子宫颈外侧 2cm 处走行于

A.输尿管的后下方　　　　　　B.输尿管的后上方

C.输尿管的前上方　　　　　　D.输尿管的内侧

E.输尿管的外侧

42.给胃底供血的动脉是

A.胃短动脉　　　　　B.胃左动脉　　　　　C.胃右动脉

D.胃网膜左动脉　　　E.胃网膜右动脉

43.胆囊动脉发自

A.胃左动脉　　　　　B.胃右动脉　　　　　C.肝左动脉

D.胃短动脉　　　　　E.肝右动脉

44.不由肠系膜上动脉供血的器官是

A.十二指肠　　　　　B.盲肠和阑尾　　　　C.空肠和回肠

D.升结肠和横结肠　　E.降结肠和乙状结肠

45.分布至食管腹段的血管是

A.脾动脉　　　　　　B.胃左动脉　　　　　C.胃右动脉

D.肝总动脉　　　　　E.胃短动脉

46.不属于肠系膜上动脉分支的是

A.右结肠动脉　　　　B.中结肠动脉　　　　C.回结肠动脉

D.胰十二指肠上动脉　E.胰十二指肠下动脉

47.下列关于右心室的说法，错误的是

　　A. 流出道又叫动脉圆锥

　　B. 室腔内有一条隔缘肉柱

　　C. 三尖（叶）瓣有前、后、内三个

　　D. 在右房室口与肺动脉口之间有室上嵴

　　E. 在右房室口周围附有三片半月形的三尖瓣

48.下列关于心外形的说法，错误的是

　　A. 心底朝向右后上方

　　B. 心右缘由右心房构成

　　C. 膈面约 2/3 由左心室构成

　　D. 前后室间沟在心尖的右侧相遇

　　E. 冠状沟是左、右心室表面的分界标志

49.下列关于左心室的说法，错误的是

　　A. 流入道内壁光滑

　　B. 主动脉口周围附有主动脉瓣

　　C. 二尖（叶）瓣可分为前尖和后尖

　　D. 流出道内壁光滑

　　E. 以二尖（叶）瓣前瓣为界分为流入道和流出道

50.下列关于心传导系统的描述，错误的是

　　A. 窦房结是心的正常起搏点

　　B. 左右束支起于结间束

　　C. 房室束又称 His 束

　　D. 浦肯野纤维网进入心肌

　　E. 由特殊分化的心肌细胞组成

51.下列不是颈外动脉的直接分支的是

　　A. 舌动脉　　　　　　　B. 面动脉　　　　　　　C. 上颌动脉

　　D. 脑膜中动脉　　　　　E. 甲状腺上动脉

52.下列哪支动脉不是腋动脉的分支

　　A. 胸肩峰动脉　　　　　B. 胸外侧动脉　　　　　C. 肩胛上动脉

　　D. 肩胛下动脉　　　　　E. 旋肱后动脉

53.下列不属于髂内动脉发出脏支的是

　　A. 脐动脉　　　　　　　B. 子宫动脉　　　　　　C. 闭孔动脉

　　D. 膀胱下动脉　　　　　E. 直肠下动脉

54. 能正确描述上腔静脉的是

    A. 注入左心房

    B. 位于中纵隔内

    C. 位于胸主动脉的左侧

    D. 由左、右颈内静脉汇合而成

    E. 收集头颈部、上肢、胸部（心、肺除外）等静脉血

55. 能正确描述头静脉的是

    A. 注入头臂静脉

    B. 行于前臂的内侧缘

    C. 起于手背静脉网的内侧份

    D. 穿经三角肌与胸大肌之间的沟

    E. 在臂部行于肱二头肌内侧沟的浅面

56. 能正确描述下腔静脉的是

    A. 穿膈的主动脉裂孔

    B. 是全身最大的静脉干

    C. 沿腹主动脉的左侧上行

    D. 与上腔静脉汇合后注入右心房

    E. 在第 4 腰椎下缘平面由髂内静脉汇合而成

57. 能正确描述睾丸静脉的是

    A. 起于蔓状静脉丛

    B. 左侧注入下腔静脉

    C. 右侧注入右肾静脉

    D. 管径粗，行程短，血流快

    E. 左睾丸静脉比右睾丸静脉易发生曲张

58. 能正确描述肝门静脉的是

    A. 注入下腔静脉

    B. 跨过十二指肠上部的前方

    C. 行于胆总管和肝固有动脉的前方

    D. 由肠系膜上静脉和肠系膜下静脉汇合而成

    E. 收纳腹腔内不成对脏器（肝除外）的静脉血

59. 能正确描述大隐静脉的是

    A. 经外踝的后方上行

    B. 行经小腿的后外侧

C. 经内踝的前方上行

D. 在足背外侧缘起于足背静脉弓

E. 在腹股沟韧带的稍上方注入股静脉

60. 小隐静脉在膝关节的后方注入

    A. 股静脉　　　　　　　B. 腘静脉　　　　　　　C. 大隐静脉

    D. 胫前静脉　　　　　　E. 胫后静脉

61. 下列器官的静脉血直接注入下腔静脉的是

    A. 肝　　　　　　　　　B. 脾　　　　　　　　　C. 胰

    D. 胃　　　　　　　　　E. 小肠

62. 肝十二指肠韧带内包裹的结构，是

    A. 肝静脉　　　　　　　B. 脾静脉　　　　　　　C. 肝门静脉

    D. 胃左静脉　　　　　　E. 肠系膜上静脉

63. 能正确描述心尖的是

    A. 朝向右前下方

    B. 在活体不易摸到其搏动

    C. 由左心室和部分右心室构成

    D. 平对左侧第 5 肋间隙，锁骨中线内侧 1~2cm

    E. 冠状动脉的前室间支和后室间支在此吻合

64. 能正确描述窦房结的是

    A. 在下腔静脉口右侧

    B. 位于房间隔下部

    C. 在冠状窦口的上方

    D. 是心脏的异位起搏点

    E. 在上腔静脉与右心耳交界处的心外膜深面

65. 房室交点为

    A. 前后室间沟相通的交点

    B. 前室间沟与冠状沟的交点

    C. 后室间沟与冠状沟的交点

    D. 右冠状动脉与冠状沟的交点

    E. 心大静脉与冠状沟的交叉处

66. 能正确描述纤维性心包的是

    A. 为一层浆膜

    B. 分为脏层和壁层

C. 下方与膈胸膜相贴

D. 向上与大血管外膜相延续

E. 在大血管根部移行为心外膜

67. 下列不属于颈外动脉分支的是

    A. 面动脉   B. 枕动脉   C. 耳后动脉

    D. 甲状腺下动脉   E. 甲状腺上动脉

68. 在桡神经沟中与桡神经伴行的动脉是

    A. 桡动脉   B. 腋动脉   C. 旋肱后动脉

    D. 肱深动脉   E. 旋肱前动脉

69. 肠系膜下动脉的供血器官是

    A. 阑尾   B. 空肠和回肠   C. 十二指肠和胰

    D. 升结肠和横结肠   E. 降结肠和乙状结肠

70. 构成心右缘的是

    A. 右心室   B. 右心房   C. 左心房

    D. 右心房和右心室   E. 右心室和下腔静脉

71. 关于心尖的描述，正确的是

    A. 由左心室构成

    B. 由右心室构成

    C. 由左、右心室构成

    D. 在剑突左侧可摸到其搏动

    E. 在剑突下方可摸到其搏动

72. 窦房结的位置是

    A. 下腔静脉入口处

    B. 房间隔下部的心内膜深面

    C. 上腔静脉口前方的心内膜深面

    D. 上腔静脉与右心耳交界处的心外膜深面

    E. 冠状窦口与右房室口之间的心内膜深面

73. 能正确描述房室结的是

    A. 是心肌收缩的起搏点

    B. 位于室间隔膜部

    C. 位于室间隔肌部

    D. 将窦房结传来的冲动传向心室

    E. 通常由左冠状动脉前室间支供血

74. 给盲肠供血的动脉是

    A. 左结肠动脉　　　　　　　　　B. 右结肠动脉

    C. 中结肠动脉　　　　　　　　　D. 回结肠动脉

    E. 肠系膜下动脉

75. 附着左心室出口周缘的是

    A. 二尖（叶）瓣　　　　B. 三尖（叶）瓣　　　　C. 肺动脉瓣

    D. 主动脉瓣　　　　　　E. 半月瓣

76. 心房与心室在心的表面分界是

    A. 冠状沟　　　　　　　B. 室上嵴　　　　　　　C. 前室间沟

    D. 后室间沟　　　　　　E. 房室交点

77. 跨过输尿管前上方的是

    A. 子宫动脉　　　　　　B. 胆囊动脉　　　　　　C. 卵巢动脉

    D. 中结肠动脉　　　　　E. 肝固有动脉

78. 下列选项中，右心室发出的是

    A. 头臂干　　　　　　　B. 肺动脉　　　　　　　C. 升主动脉

    D. 左颈总动脉　　　　　E. 右颈总动脉

79. 甲状腺下动脉来自

    A. 锁骨下动脉　　　　　B. 甲状颈干　　　　　　C. 上颌动脉

    D. 颈外动脉　　　　　　E. 胸廓内动脉

80. 肠系膜上动脉大致位于

    A. 平第 12 胸椎水平　　　　　　B. 平第 3 腰椎水平

    C. 平第 1 腰椎水平　　　　　　D. 平第 4 腰椎水平

    E. 平第 1、2 腰椎之间水平

81. 颈部最大的浅静脉，也是临床在需采取静脉穿刺时常选的血管

    A. 面静脉　　　　　　　B. 腋静脉　　　　　　　C. 颈外静脉

    D. 颈内静脉　　　　　　E. 锁骨下静脉

82. 肝的输出血管是

    A. 肝静脉　　　　　　　B. 左肾静脉　　　　　　C. 上腔静脉

    D. 下腔静脉　　　　　　E. 肝门静脉

83. 能正确描述动脉的说法是

    A. 是一套独立、封闭的管道

    B. 运送血液回心

    C. 自心室发出

D. 动脉内的血液含氧量均较高

E. 心脏发出的大动脉的内压均高于外周动脉的内压

84. 心底朝向

A. 上方   B. 下方   C. 右下方

D. 右后下方   E. 右后上方

85. 哪部分心腔构成心前壁

A. 左心室   B. 右心室   C. 左心房

D. 右心房   E. 腔静脉窦

86. 关于心脏各腔的位置正确的是

A. 左心室构成心前壁大部

B. 右心室构成心脏的右缘

C. 右心房构成心后壁大部

D. 左心房构成心脏的左缘

E. 心尖由左心室构成

87. 能正确描述右心房的是

A. 只接收上、下腔静脉的血

B. 构成心底的大部分

C. 出口处有二尖瓣

D. 内下方借房间隔与左心室相隔

E. 内侧壁有卵圆窝

88. 颞部出血时，可压迫哪条动脉止血

A. 面动脉   B. 颞浅动脉   C. 上颌动脉

D. 内眦动脉   E. 颈外动脉

89. 能正确描述房室瓣的是

A. 瓣膜突入心房腔内

B. 腱索连于瓣膜的心房面

C. 瓣膜中心为平滑肌

D. 防止血液反流入心房

E. 房室瓣基部附于心肌上

90. 下列结构中，属于左心房的结构应是

A. 界嵴   B. 卵圆窝   C. 冠状窦口

D. 肺静脉口   E. 上腔静脉口

91. 下列选项中不属于二尖瓣复合体的是

    A. 腱索　　　　　　　　B. 二尖瓣　　　　　　　C. 肉柱

    D. 乳头肌　　　　　　　E. 纤维环

92. 能正确描述室间隔的是

    A. 呈垂直位

    B. 大部分缺乏肌质

    C. 缺损多发生于膜部

    D. 主要由结缔组织构成

    E. 前、后缘的表面标志部明显

93. 主动脉弓的分支有

    A. 椎动脉　　　　　　　B. 头臂干　　　　　　　C. 冠状动脉

    D. 右颈总动脉　　　　　E. 右锁骨下动脉

94. 隔缘肉柱位于

    A. 左心房　　　　　　　B. 右心房　　　　　　　C. 左心室

    D. 右心室　　　　　　　E. 室上嵴

95. 左冠状动脉前室间支

    A. 沿前室间沟下行，止于心尖

    B. 分布于左心室前壁及左心耳

    C. 营养左心室前壁、右心室前壁及室间隔前 2/3

    D. 营养左心室前壁、侧壁及右心室前壁

    E. 沿前室间沟下行，过心尖，分布于整个心膈面及室间隔前 1/3

96. 营养心的动脉下列描述错误的是

    A. 右冠状动脉分支包括前室间支和旋支

    B. 左冠状动脉可营养室间隔前 2/3

    C. 右冠状动脉可发出分支营养窦房结

    D. 冠状动脉起自于主动脉窦

    E. 右冠状动脉在右心耳与肺动脉干之间进入冠状沟

97. 奇静脉

    A. 发自于左腰升静脉

    B. 沿胸椎左前方上行

    C. 至第 5 胸椎高度弓形折向后

    D. 勾绕左肺根上方

    E. 注入上腔静脉

98. 肝门静脉位于什么韧带内

　　A. 肝胃韧带　　　　　　　B. 肝十二指肠韧带　　　C. 肝圆韧带

　　D. 肝镰状韧带　　　　　　E. 肝冠状韧带

99. 肝门静脉的属支不包括

　　A. 肠系膜上静脉　　　　　B. 肠系膜下静脉　　　　　C. 肝静脉

　　D. 脾静脉　　　　　　　　E. 附脐静脉

100. 大隐静脉的属支不包括

　　A. 旋髂浅静脉　　　　　　B. 阴部外静脉　　　　　　C. 腹壁浅静脉

　　D. 股内侧浅静脉　　　　　E. 小隐静脉

101. 肠系膜下动脉营养的器官不包括

　　A. 结肠右曲　　　　　　　B. 结肠左曲　　　　　　　C. 降结肠

　　D. 乙状结肠　　　　　　　E. 直肠上部

102. 肠系膜上动脉营养的器官不包括

　　A. 空肠　　　　　　　　　B. 回肠　　　　　　　　　C. 盲肠

　　D. 乙状结肠　　　　　　　E. 阑尾

（二）多选题

103. 髂内动脉的分支是

　　A. 脐动脉　　　　　　　　B. 直肠上动脉　　　　　　C. 腹壁下动脉

　　D. 膀胱下动脉　　　　　　E. 直肠下动脉

104. 腹腔干的分支有

　　A. 脾动脉　　　　　　　　B. 胃左动脉　　　　　　　C. 胃右动脉

　　D. 胆囊动脉　　　　　　　E. 肝总动脉

105. 肠系膜上动脉的分支是

　　A. 空肠动脉　　　　　　　B. 回肠动脉　　　　　　　C. 左结肠动脉

　　D. 右结肠动脉　　　　　　E. 中结肠动脉

106. 可触及其搏动的动脉是

　　A. 面动脉　　　　　　　　B. 桡动脉　　　　　　　　C. 颞浅动脉

　　D. 胫前动脉　　　　　　　E. 足背动脉

107. 胃的血液供应来自

　　A. 胃短动脉　　　　　　　B. 胃右动脉　　　　　　　C. 胃网膜左动脉

　　D. 胃左动脉　　　　　　　E. 胃网膜右动脉

108. 含有动脉血的是

　　A. 主动脉　　　　　　　　B. 肺动脉　　　　　　　　C. 左心房

D. 左心室   E. 右心房

109. 发自主动脉弓的是

  A. 椎动脉   B. 左颈总动脉   C. 右颈总动脉

  D. 左锁骨下动脉   E. 右锁骨下动脉

110. 属于肠系膜下动脉的分支是

  A. 子宫动脉   B. 卵巢动脉   C. 乙状结肠动脉

  D. 直肠上动脉   E. 直肠下动脉

111. 肝门静脉与上、下腔静脉的吻合，主要经

  A. 食管静脉丛   B. 直肠静脉丛   C. 子宫静脉丛

  D. 膀胱静脉丛   E. 脐周静脉网

112. 关于右心房的描述，正确的是

  A. 冠状窦口位于下腔静脉口与右房室口之间

  B. 前部为腔静脉窦，后部为固有心房

  C. 固有心房向左前方突出的部分为右心耳

  D. 后内侧壁有房间隔

  E. 为四个心腔中最靠右侧的部分

113. 心的位置

  A. 位于胸腔中纵隔内

  B. 位于心包腔内

  C. 后方平对第 5~8 胸椎

  D. 前方平对胸骨体和第 2~6 肋骨

  E. 上方连有出入心的大血管

114. 心包

  A. 包裹心及大血管根部的锥形囊

  B. 纤维心包与膈的中心腱愈着

  C. 浆膜心包的脏层为心外膜

  D. 纤维心包与浆膜心包之间为心包腔

  E. 心包腔内含有少量浆液

115. 锁骨下动脉的分支有

  A. 甲状腺上动脉   B. 椎动脉   C. 胸廓内动脉

  D. 胸外侧动脉   E. 胸背动脉

116. 腋动脉的分支有

  A. 胸肩峰动脉   B. 胸外侧动脉   C. 椎动脉

D. 旋肱后动脉　　　　　　E. 肩胛下动脉

117. 左心房

A. 正常有卵圆孔通右心房

B. 有冠状窦的开口

C. 心房壁上有乳头肌

D. 有左、右肺静脉的开口

E. 借左房室口通左心室

118. 左心室

A. 入口为左房室口

B. 室壁比右心室壁厚

C. 室壁上附有两个乳头肌

D. 出口为主动脉口

E. 腔内的血液为动脉血

119. 左冠状动脉前室间支堵塞时可能引起心肌梗死的部位有

A. 左心室前壁　　　　　B. 右心室前壁　　　　　C. 左心室下壁

D. 室间隔前 2/3　　　　E. 左心室侧壁

120. 直接汇入冠状窦的静脉有

A. 心大静脉　　　　　　B. 心中静脉　　　　　　C. 心小静脉

D. 心前静脉　　　　　　E. 心最小静脉

121. 心传导系统包括

A. 窦房结　　　　　　　B. 结间束　　　　　　　C. 房室束

D. 节制索　　　　　　　E. 房室结

122. 右心房有

A. 上腔静脉口　　　　　B. 下腔静脉口　　　　　C. 肺静脉口

D. 肺动脉口　　　　　　E. 冠状窦口

123. 以下动脉是腹腔干的分支的是

A. 肝总动脉　　　　　　B. 脾动脉　　　　　　　C. 胃左动脉

D. 胃右动脉　　　　　　E. 肠系膜上动脉

124. 腹主动脉的直接分支有

A. 肝总动脉　　　　　　B. 脾动脉　　　　　　　C. 肾动脉

D. 肠系膜下动脉　　　　E. 胃左动脉

125. 发自于肠系膜下动脉的血管是

A. 乙状结肠动脉　　　　B. 直肠上动脉　　　　　C. 直肠下动脉

D. 子宫动脉　　　　　　E. 脐动脉

126. 关于椎动脉的描述，正确的是

  A. 发自锁骨下动脉

  B. 向上穿过上 6 个颈椎的横突孔

  C. 经枕骨大孔入颅腔

  D. 左、右椎动脉汇合形成成基底动脉

  E. 分支布于脑和脊髓

127. 组成掌浅弓的动脉是

  A. 桡动脉掌浅支　　　　B. 尺动脉掌深支　　　　C. 桡动脉终支

  D. 尺动脉终支　　　　　E. 骨间总动脉

128. 组成掌深弓的动脉是

  A. 桡动脉掌浅支　　　　B. 桡动脉终支　　　　　C. 尺动脉终支

  D. 尺动脉掌深支　　　　E. 骨间总动脉

129. 贵要静脉

  A. 起于手背静脉网的尺侧

  B. 沿前臂内侧缘上行

  C. 沿臂的内侧继续上行至臂的中部

  D. 穿深筋膜注入锁骨下静脉

  E. 常借肘正中静脉与头静脉相交通

130. 下腔静脉直接收纳的静脉有

  A. 肝静脉　　　　　　　B. 肾静脉　　　　　　　C. 腰静脉

  D. 腰升静脉　　　　　　E. 左睾丸静脉（左卵巢静脉）

二、填空题

1. 心血管系统由＿＿＿＿、＿＿＿＿、＿＿＿＿和＿＿＿＿组成。

2. 心壁可分为三层，由外向内依次是＿＿＿＿、＿＿＿＿和＿＿＿＿。

3. 房间沟、后室间沟与冠状沟的交汇处称为＿＿＿＿，是左、右心房和左、右心室在心后面的邻接处。

4. 心房与心室在心表面分界的标志是＿＿＿＿沟；左心室与右心室在心表面分界的标志分别是前面的＿＿＿＿和膈面的＿＿＿＿。

5. 右心室的入口称为＿＿＿＿，周缘的纤维环上附有＿＿＿＿，出口为＿＿＿＿，周缘附有＿＿＿＿；左心室的入口称为＿＿＿＿，周缘的纤维环上附有＿＿＿＿，出口为＿＿＿＿，周缘附有＿＿＿＿。

6. 右心室以＿＿＿＿为界分为流入道和流出道两部分，左心室则以＿＿＿＿

为界分为流入道和流出道两部分。

7. 心室收缩时，＿＿＿＿＿＿和＿＿＿＿＿＿关闭，而＿＿＿＿＿＿和＿＿＿＿＿＿开放，血液由心室射入动脉。

8. 在右心房房间隔的下部有一浅窝，称为＿＿＿＿＿＿，为胚胎时期＿＿＿＿＿＿闭合后的遗迹。

9. 临床上进行心内注射时，常在＿＿＿＿＿＿侧第＿＿＿＿＿＿肋间隙靠近胸骨＿＿＿＿＿＿缘处进针。

10. 心脏的正常起搏点是＿＿＿＿＿＿，位于右心房与＿＿＿＿＿＿交界处界沟上部的＿＿＿＿＿＿深面。

11. 营养心的动脉主要有＿＿＿＿＿＿和＿＿＿＿＿＿，它们分别发自升主动脉根部的＿＿＿＿＿＿和＿＿＿＿＿＿。

12. 收纳心血液的心静脉主要有＿＿＿＿＿＿、＿＿＿＿＿＿和＿＿＿＿＿＿，三者在心膈面汇入＿＿＿＿＿＿后回流入右心房。

13. 根据结构，心包可分为＿＿＿＿＿＿和＿＿＿＿＿＿，其中＿＿＿＿＿＿脏、壁两层之间的间隙称为＿＿＿＿＿＿。

14. 主动脉弓的凸侧壁上发出的分支，从左向右依次是＿＿＿＿＿＿、＿＿＿＿＿＿和＿＿＿＿＿＿。

15. 主动脉以胸骨角平面可分为＿＿＿＿＿＿、＿＿＿＿＿＿和＿＿＿＿＿＿。其中＿＿＿＿＿＿又以膈的＿＿＿＿＿＿为界分为＿＿＿＿＿＿和＿＿＿＿＿＿。

16. 甲状腺上动脉源自＿＿＿＿＿＿，甲状腺下动脉源自＿＿＿＿＿＿发出的＿＿＿＿＿＿。

17. 椎动脉起自＿＿＿＿＿＿，向上穿过上＿＿＿＿＿＿块颈椎的横突孔，再折穿＿＿＿＿＿＿进入颅腔，分支布于脑和脊髓。

18. 手掌的掌浅弓由桡动脉的＿＿＿＿＿＿和＿＿＿＿＿＿的末端吻合而成；而掌深弓则由尺动脉的＿＿＿＿＿＿和＿＿＿＿＿＿的末端吻合而成。

19. 腹主动脉发出的分支中，不成对的脏支有＿＿＿＿＿＿、＿＿＿＿＿＿和＿＿＿＿＿＿；成对的脏支有＿＿＿＿＿＿、＿＿＿＿＿＿和＿＿＿＿＿＿。

20. 腹腔干由腹主动脉发出，其主要分支有＿＿＿＿＿＿、＿＿＿＿＿＿和＿＿＿＿＿＿；其中，营养肝脏的动脉来自＿＿＿＿＿＿发出的肝固有动脉。

21. 肠系膜上动脉的主要分支有＿＿＿＿＿＿、＿＿＿＿＿＿、＿＿＿＿＿＿、＿＿＿＿＿＿和＿＿＿＿＿＿。

22. 肠系膜下动脉的主要分支有＿＿＿＿＿＿、＿＿＿＿＿＿和＿＿＿＿＿＿。

23. 股动脉是＿＿＿＿＿＿的直接延续，行于腹股沟韧带下方的股三角内，其内侧有_____、外侧为_____；股动脉经股三角入_____，穿_____裂孔至腘窝移行为腘动脉。

24. 体循环的静脉分为_____、_____和_____。

25. 上腔静脉由左、右_____汇合而成，垂直下降注入_____，注入前有_____汇入。

26. 颈内静脉于颅底的颈静脉孔处续于颅内的_____，在_____内伴_____和_____下行，至胸锁关节后方，与同侧的_____汇合形成_____。其汇合处形成的夹角称为_____。

27. 上肢的浅静脉主要有_____、_____和_____。其中起于手背静脉网桡侧的浅静脉是_____，它经_____和_____之间的沟上行，穿深筋膜后注入_____。

28. 下腔静脉在第_____腰椎高度由_____汇合而成，其在_____右侧上行，穿_____的_____进入胸腔，最后注入_____。

29. 右侧肾上腺静脉直接注入_____，而左侧肾上腺静脉却注入_____。

30. 在男性，右睾丸静脉直接注入_____；而左睾丸静脉直接注入_____。

31. 肝门静脉在_____的后方，由_____和_____汇合而成，经肝门入肝，其主要属支包括_____、_____、_____、_____、_____、_____和_____。

32. 肝门静脉的主要侧循环途径可分别经_____、_____和脐周静脉网回流。

三、名词解释

1. 动脉   2. 血液循环   3. 心包腔   4. 颈动脉窦   5. 颈动脉小球   6. 静脉

7. 静脉角   8. 卵圆窝   9. 动脉韧带   10. 隔缘肉柱

四、问答题

1. 试述心瓣膜的位置及作用。

2. 心传导系统的组成和功能？

3. 心包是如何构成的？何谓心包腔？

4. 简述下腔静脉的合成、注入部位和收集范围。

5. 试述肝门静脉系与上腔静脉系、下腔静脉系的吻合途径。

6. 腹主动脉发出的不成对脏支有哪些？它们分别营养哪些器官？

7. 患者左足背外伤感染，从手背静脉网静脉点滴抗菌素治疗。药物需经过哪些途径到达患处？请用→示之。

（林俊华   张庆金   李桂成）

十三、淋巴系统

一、选择题

（一）单选题

1. 错误描述胸导管的是

    A. 起自乳糜池

    B. 注入左静脉角

    C. 经膈的主动脉裂孔进入胸腔

    D. 至第 3 胸椎高度向左侧斜行

    E. 引流全身 3/4 部位的淋巴

2. 正确描述右淋巴导管的是

    A. 起自乳糜池　　　　　　　B. 接受肠干

    C. 长约 20cm　　　　　　　D. 注入颈内静脉

    E. 引流全身 1/4 部位的淋巴

3. 正确描述脾的是

    A. 多与副脾相连　　　　B. 位于胃的后方　　　　C. 脾门位于膈面

    D. 上缘有脾切迹　　　　E. 长轴与第 12 肋一致

4. 鼻咽癌可转移至

    A. 腋淋巴结　　　　　　B. 咽后淋巴结　　　　　C. 腹腔淋巴结

    D. 下颌下淋巴结　　　　E. 肠系膜上淋巴结

5. 胃癌可转移至

    A. 腋淋巴结　　　　　　B. 咽后淋巴结　　　　　C. 下颌下淋巴结

    D. 肠系膜上淋巴结　　　E. 左锁骨上淋巴结

6. 正确描述颈外侧深淋巴结的是

    A. 沿颈外静脉排列

    B. 又名锁骨上淋巴结

    C. 输出管合成锁骨下干

    D. 收纳的范围是头、颈部的淋巴

    E. 输出管直接注入静脉角

7. 腹股沟浅淋巴结

    A. 可分上、下两群

    B. 均沿腹股沟韧带排列

C. 接受下肢淋巴结的输出管

D. 输出管注入髂外淋巴结

E. 输出管注入髂内淋巴结

8. 上肢的淋巴汇入的淋巴结群

A. 颈干   B. 锁骨下干   C. 腋淋巴结群

D. 支气管纵隔干   E. 锁骨上淋巴结

（二）多选题

9. 能正确描述脾的有

A. 上缘有 2~3 个脾切迹

B. 正常时左季肋区易于触及

C. 脾静脉直接注入下腔静脉

D. 其长轴与左侧第 10 肋一致

E. 脾动脉为主动脉直接发出的分支

10. 能正确描述腋淋巴结的是

A. 尖淋巴结沿腋静脉排列

B. 胸肌淋巴结沿头静脉排列

C. 外侧淋巴结沿腋静脉排列

D. 肩胛下淋巴结沿旋肩胛血管排列

E. 中央淋巴结位于腋窝的疏松结缔组织中

11. 胸导管

A. 收纳左半头颈部、左上肢、左半胸、腹盆部和两下肢的淋巴

B. 起始处的膨大称为乳糜池

C. 沿食管的前方上行

D. 穿过膈的食管裂孔入胸腔

E. 注入左静脉角

12. 下肢的淋巴引流

A. 均注入腹股沟浅淋巴结

B. 足外侧缘和小腿后外侧部的浅淋巴注入腹股沟深淋巴结

C. 下肢除足外侧缘和小腿后外侧部以外其他部位的浅淋巴管都注入腹股沟浅淋巴结下群

D. 下肢的深淋巴管都注入腹股沟深淋巴结

E. 腹股沟浅淋巴结的输出管注入腹股沟深淋巴结

13. 以下关于淋巴回流的途径，不正确的是

　　A. 颈外侧浅淋巴结的输出管汇成颈干

　　B. 胸壁的淋巴管汇成胸导管

　　C. 右腰干注入右淋巴导管

　　D. 小肠的淋巴经肠干注入乳糜池

　　E. 右淋巴导管注入右静脉角

二、填空题

1. 胸导管起始处的膨大称_____，由_____、_____和_____汇合而成，注入_____。

2. 右淋巴导管由_____、_____和_____汇合而成，注入_____。

3. 脾位于_____区，恰与第_____肋相对，其长轴与第_____肋相一致。

4. 根据淋巴管道的结构和功能特点可将其分为_____、_____、_____和_____。

5. 腋淋巴结位于_____，可分为5群：_____淋巴结、_____淋巴结、_____淋巴结、_____淋巴结和_____淋巴结。

6. 腹腔内不成对脏器的淋巴分别引流至_____、_____和_____，这些淋巴结的输出管相互汇合形成_____。

三、名词解释

1. 局部淋巴结　　2. 乳糜池

四、问答题

1. 简述胸导管的行程、注入部位和收集范围。

2. 概述人体有哪9条淋巴干，各由哪些淋巴结的输出管组成，各收纳何部位的淋巴回流。

（林俊华　李桂成　张庆金）

十四、视　器

一、选择题

（一）单选题

1. 角膜内含有丰富的

　　A. 毛细血管　　　　　　B. 感光细胞　　　　　　C. 色素细胞

　　D. 感觉神经末梢　　　　E. 毛细淋巴管

2. 位于角膜与巩膜交界处深面的环形小管是

    A. 眼静脉　　　　　　　　B. 睫状突　　　　　　　　C. 冠状窦

    D. 巩膜静脉窦　　　　　　E. 虹膜角膜角

3. 视网膜中感光最敏锐的部位是

    A. 脉络膜　　　　　　　　B. 中央凹　　　　　　　　C. 视盘陷凹

    D. 生理性盲点处　　　　　E. 视神经盘的周围

4. 眼底观察，看不到的结构是

    A. 血管　　　　　　　　　B. 黄斑　　　　　　　　　C. 视神经

    D. 中央凹　　　　　　　　E. 视神经盘

5. 产生房水的结构是

    A. 泪腺　　　　　　　　　B. 结膜　　　　　　　　　C. 晶状体

    D. 睫状体　　　　　　　　E. 玻璃体

6. 维持眼内压的是

    A. 房水　　　　　　　　　B. 巩膜　　　　　　　　　C. 玻璃体

    D. 晶状体　　　　　　　　E. 视网膜

7. 不属于眼的屈光系统的是

    A. 角膜　　　　　　　　　B. 晶状体　　　　　　　　C. 睫状体

    D. 玻璃体　　　　　　　　E. 房水

8. 下列有关结膜的描述，那个是错误的

    A. 为黏膜　　　　　　　　B. 含有血管　　　　　　　C. 薄而透明

    D. 覆盖角膜　　　　　　　E. 可分为两部分

9. 下列那个不属于泪器

    A. 泪腺　　　　　　　　　B. 泪小管　　　　　　　　C. 泪囊窝

    D. 鼻泪管　　　　　　　　E. 泪点

10. 鼻泪管下端开口于

    A. 咽部　　　　　　　　　B. 上颌窦　　　　　　　　C. 上鼻道

    D. 下鼻道　　　　　　　　E. 中鼻道

11. 晶状体混浊称为

    A. 老花眼　　　　　　　　B. 白内障　　　　　　　　C. 近视眼

    D. 远视眼　　　　　　　　E. 青光眼

12. 不属于眼副器的是

    A. 眼睑　　　　　　　　　B. 结膜　　　　　　　　　C. 泪器

    D. 视神经鞘　　　　　　　E. 眼球外肌

13. 眼球壁的结构除外的是

    A. 睫状体　　　　　　　B. 视网膜　　　　　　　C. 虹膜

    D. 晶状体　　　　　　　E. 角膜

14. 有关瞳孔的描述，何者错误

    A. 位于虹膜的中央

    B. 沟通前、后房

    C. 为圆形的小孔

    D. 能调节进入眼球内的光线

    E. 大小的变化与睫状肌的收缩有关

15. 沟通前、后房的结构是

    A. 瞳孔　　　　　　　　B. 泪点　　　　　　　　C. 鼻泪管

    D. 巩膜静脉窦　　　　　E. 虹膜角膜角

16. 眼房位于

    A. 角膜与晶状体之间　　　　　　B. 晶状体与视网膜之间

    C. 角膜与玻璃体之间　　　　　　D. 晶状体与玻璃体之间

    E. 玻璃体与视网膜之间

17. 使眼球转向外下的肌是

    A. 外直肌　　　　　　　B. 下斜肌　　　　　　　C. 下直肌

    D. 上斜肌　　　　　　　E. 上直肌

（二）多选题

18. 有血管分布的结构是

    A. 角膜　　　　　　　　B. 虹膜　　　　　　　　C. 晶状体

    D. 视网膜　　　　　　　E. 脉络膜

19. 属于晶状体的特点是

    A. 有弹性

    B. 无色透明

    C. 有丰富的毛细血管

    D. 表面有透明的晶状体囊

    E. 靠自身的特性自动调节屈度

20. 属于血管膜的是

    A. 虹膜　　　　　　　　B. 巩膜　　　　　　　　C. 角膜

    D. 脉络膜　　　　　　　E. 睫状体

二、填空题

1. 眼球壁由内向外依次为_____、_____和_____。

2. 眼的屈光系统从前到后包括_____、_____、_____和_____。

3. 房水由_____产生，自后房经_____流入_____，然后经虹膜角膜角渗入_____，最后汇入_____。

三、名词解释

1. 黄斑   2. 视神经盘

四、问答题

1. 简述房水的产生、循环途径及其功能。

2. 简述泪水的排出途径，请用→示之。

（梁海明　李桂成　张庆金）

十五、前庭蜗器

一、选择题

（一）单选题

1. 鼓膜的松弛部位于鼓膜的

    A. 上 1/4 部   B. 下 1/4 部   C. 上 3/4 部

    D. 下 3/4 部   E. 锤骨附着处

2. 咽鼓管属于下列哪个结构

    A. 鼓室   B. 中耳   C. 骨迷路

    D. 鼻咽部   E. 膜迷路

3. 检查儿童的鼓膜时，需将耳廓拉向

    A. 上方   B. 后下方   C. 前下方

    D. 后上方   E. 前上方

4. 属于听觉感受器的是

    A. 鼓膜   B. 球囊斑   C. 壶腹嵴

    D. 螺旋器   E. 椭圆囊斑

5. 与鼓室相通的结构是

    A. 内耳   B. 颅中窝   C. 外耳道

    D. 鼻咽部   E. 颈内静脉的起始部

6. 关于外耳道的正确描述是

    A. 为一弯曲的骨性管道

    B. 其骨性部分为颞骨所成

    C. 皮肤较厚且富有弹性

    D. 皮下组织丰富，腺体较多

    E. 与中耳相交通

7. 鼓室前壁相邻

    A. 乳突　　　　　　　　B. 耳蜗　　　　　　　　C. 颅中窝

    D. 颈内动脉　　　　　　E. 颈静脉窝

8. 鼓室后壁相邻

    A. 耳蜗　　　　　　　　B. 乳突　　　　　　　　C. 颅中窝

    D. 颈静脉窝　　　　　　E. 颈内动脉

9. 关于内耳的描述，错误的是

    A. 膜迷路内有感受器

    B. 膜迷路位于骨迷路内

    C. 骨迷路是颞骨内的骨性隧道

    D. 内、外淋巴经蜗孔相互流通

    E. 骨迷路与膜迷路之间有外淋巴

（二）多选题

10. 儿童易因咽部感染而引起中耳炎，是由于

    A. 咽鼓管较成人短

    B. 咽鼓管腔相对较宽

    C. 咽鼓管的方向接近水平位

    D. 咽腔经咽鼓管连通鼓室

    E. 咽腔的黏膜与鼓室的黏膜相延续

二、填空题

1. 鼓室内有_____、_____、_____3 块听小骨和_____、_____两块听小骨肌。

2. 骨迷路分为_____、_____和_____三部分。

三、名词解释

1. 咽鼓管　　2. 光锥　　3. 迷路　　4. 螺旋器

四、知识拓展题

    有一 10 岁小孩子在家长陪同下来医院就诊，自己叙述 3 天前被足球打到左耳，当

时耳鸣、头痛，这两天发现左耳听力降低，经检查诊断为左耳鼓膜破裂。请结合已学的解剖学知识描述鼓膜的特点，为何球打到耳会引起听力下降？

（梁海明　李桂成　张庆金）

十六、神经系统概述

一、单选题

1. 神经系统

　　A. 分为中枢部和脊髓部

　　B. 脑和脊髓称中枢神经系统

　　C. 中枢神经系统又称内脏神经

　　D. 周围神经系统只含躯体神经

　　E. 脊神经和内脏神经组成周围神经系统

2. 神经系统

　　A. 位于颅腔和椎管内

　　B. 活动的基本方式是传导

　　C. 其功能是调节内环境平衡

　　D. 在九大系统中起辅助作用

　　E. 由脑、脊髓及周围神经组成

3. 关于神经系统结构的描述，不正确的是

　　A. 神经核主要见于中枢神经系统

　　B. 神经节主要见于周围神经系统

　　C. 大脑、小脑表面的灰质，称为皮质

　　D. 大脑、小脑深部的白质，称为髓质

　　E. 灰质主要由神经的胞体和突起聚集而成

二、填空题

1. 神经系统由_____和_____两部分组成。

2. 反射弧由_____、_____、_____、_____和_____五部分组成。

三、名词解释

1. 神经核　　2. 灰质　　3. 白质

（梁海明　张庆金　李桂成）

十七、中枢神经系统

一、选择题

（一）单选题

1. 脊髓

   A. 分段标志是脊神经前后根

   B. 共分 30 个脊髓节段

   C. 成人脊髓的长度与脊柱等长

   D. 尾节平对尾骨的背面

   E. 成人脊髓下端一般平对第 2 腰椎体下缘的高度

2. 成人脊髓下端一般平对

   A. 第 12 胸椎体下缘　　　　　　B. 第 1 腰椎体下缘

   C. 第 2 腰椎体下缘　　　　　　D. 第 3 腰椎体下缘

   E. 第 4 腰椎体下缘

3. 出生时，脊髓下端约平

   A. 第 1 腰椎　　　　　　B. 第 2 腰椎　　　　　　C. 第 3 腰椎

   D. 第 4 腰椎　　　　　　E. 第 5 腰椎

4. 第 8 胸髓节段约平对

   A. 第 2 胸椎　　　　　　B. 第 4 胸椎　　　　　　C. 第 5 胸椎

   D. 第 6 胸椎　　　　　　E. 第 8 胸椎

5. 关于脊髓内部结构的描述，不正确的是

   A. 脊髓横切面中央部可见中央管

   B. 灰质位于中央管周围，在横切面上呈"H"形或蝶形

   C. 脊髓各段的灰质均可见到前角、后角和侧角

   D. 在 T_4 髓节以上，后索被薄束和楔束所占据

   E. 中间带位于前、后角之间

6. 马尾

   A. 由腰神经根围绕终丝形成

   B. 由骶神经根围绕终丝形成

   C. 由尾神经根围绕终丝形成

   D. 由骶、尾神经根围绕终丝形成

   E. 由腰、骶、尾神经根围绕终丝形成

7. 患者第 8 胸髓节段后索左侧损伤，可能出现

　　A. 左半身肋弓平面以下，本体感觉和精细触觉消失或减退

　　B. 左半身脐平面以下，本体感觉和精细触觉丧失或减退

　　C. 右半身肋弓平面以下，本体感觉和精细触觉丧失或减退

　　D. 右半身脐平面以下，本体感觉和精细触觉丧失或减退

　　E. 右半身胸骨角平面以下，本体感觉和精细触觉丧失或减退

8. 关于薄束、楔束的描述，不正确的是

　　A. 薄束成自 T_5 以下、楔束成自 T_4 以上脊神经节细胞的中枢突

　　B. 两束主要传导同侧躯干、四肢的本体感觉和精细触觉

　　C. 薄束、楔束上行至延髓后，分别止于薄束核和楔束核

　　D. 只有 T_4 以上的脊髓后索中，才能同时看到薄束和楔束

　　E. 在 T_5 以下的脊髓后索中，只能看到楔束

9. 关于皮质脊髓束的描述，不正确的是

　　A. 管理躯干、四肢骨骼肌的随意运动

　　B. 经内囊膝部下行

　　C. 大部分纤维在锥体交叉处交叉后下行，形成皮质脊髓侧束

　　D. 少部分没交叉的纤维下行，形成皮质脊髓前束

　　E. 皮质脊髓束在内囊处受损时，可出现对侧肢体的痉挛性瘫痪

10. 脑干的组成，正确的是

　　A. 由丘脑、中脑和脑桥组成

　　B. 由间脑、中脑和脑桥组成

　　C. 由间脑、中脑和延髓组成

　　D. 由中脑、脑桥和延髓组成

　　E. 由丘脑、脑桥和延髓组成

11. 延髓腹侧面可见

　　A. 基底沟　　　　　　　B. 内侧隆起　　　　　　C. 面神经丘

　　D. 锥体交叉　　　　　　E. 大脑脚

12. 脑干内的副交感神经核有

　　A. 疑核、动眼神经副核、上泌涎核、下泌涎核

　　B. 动眼神经副核、孤束核、下泌涎核、迷走神经背核

　　C. 迷走神经背核、动眼神经核、上泌涎核、下泌涎核

　　D. 动眼神经副核、上泌涎核、下泌涎核、迷走神经背核

　　E. 动眼神经核、上泌涎核、下泌涎核、迷走神经核

13. 在延髓脑桥沟内，自内向外依次连有的脑神经是

　　A. 展神经、面神经

　　B. 展神经、面神经、前庭蜗神经

　　C. 展神经、面神经、前庭神经

　　D. 面神经、展神经、前庭蜗神经

　　E. 前庭蜗神经、面神经、展神经

14. 由上泌涎核发出的纤维，加入的脑神经是

　　A. 舌咽神经　　　　　　B. 面神经　　　　　　C. 迷走神经

　　D. 动眼神经　　　　　　E. 副神经

15. 关于薄束核和楔束核的描述，不正确的是

　　A. 传导四肢的本体感觉和精细触觉

　　B. 在感觉传导路上属于第二级神经元

　　C. 发出纤维组成内侧丘系交叉

　　D. 经对侧内侧丘系上升

　　E. 终止于丘脑的腹后内侧核

16. 疑核发出运动纤维，加入的脑神经是

　　A. 第Ⅸ、Ⅹ、Ⅺ对脑神经

　　B. 第Ⅶ、Ⅸ、Ⅹ对脑神经

　　C. 第Ⅴ、Ⅶ、Ⅸ对脑神经

　　D. 第Ⅴ、Ⅳ、Ⅹ对脑神经

　　E. 第Ⅶ、Ⅸ、Ⅺ对脑神经

17. 面神经的副交感纤维由上泌涎核发出，支配

　　A. 腮腺　　　　　　　　B. 泪腺、舌下腺、下颌下腺

　　C. 甲状腺　　　　　　　D. 胰腺　　　　　　E. 胸腺

18. 下泌涎核发出的副交感纤维，加入

　　A. 面神经　　　　　　　B. 三叉神经　　　　　C. 迷走神经

　　D. 舌下神经　　　　　　E. 舌咽神经

19. 从动眼神经副核发出的副交感纤维，支配

　　A. 舌下腺、下颌下腺　　　　　　　B. 腮腺

　　C. 泪腺　　　　　　　　　　　　　D. 胸腹腔脏器

　　E. 睫状肌、瞳孔括约肌

20. 下列关于内侧丘系描述，正确的是

　　A. 纤维来自于同侧的脊髓丘脑束

B. 纤维来自于对侧的脊髓丘脑束

C. 终止于背侧丘脑的腹后内侧核

D. 纤维来自于同侧的薄束核和楔束核

E. 纤维来自于对侧的薄束核和楔束核

21. 传导上肢本体感觉和精细触觉的是

　　A. 薄束　　　　　　　　B. 楔束　　　　　　　　C. 脊髓小脑束

　　D. 脊髓丘脑侧束　　　　E. 脊髓丘脑前束

22. 传导下肢本体感觉和精细触觉的是

　　A. 薄束　　　　　　　　B. 楔束　　　　　　　　C. 脊髓小脑束

　　D. 脊髓丘脑侧束　　　　E. 脊髓丘脑前束

23. 在脑干的腹侧面，延髓与脑桥的分界标志是

　　A. 锥体　　　　　　　　B. 锥体交叉　　　　　　C. 橄榄

　　D. 延髓脑桥沟　　　　　E. 髓纹

24. 关于中脑的描述，不正确的是

　　A. 中脑的腹侧面为一对粗大的隆起，称大脑脚

　　B. 大脑脚之间有动眼神经出脑

　　C. 中脑背侧面为上丘和下丘

　　D. 下丘的下方有滑车神经出脑

　　E. 中脑水管分别向上、向下与侧脑室和第四脑室直接相通

25. 唯一一对从脑干背侧面发出脑的脑神经是

　　A. 舌下神经　　　　　　B. 动眼神经　　　　　　C. 滑车神经

　　D. 面神经　　　　　　　E. 迷走神经

26. 下列与间脑相连的脑神经是

　　A. 迷走神经　　　　　　B. 展神经　　　　　　　C. 三叉神经

　　D. 动眼神经　　　　　　E. 视神经

27. 疑核是脑神经的运动核，与其有关的脑神经是

　　A. 面神经、舌咽神经、迷走神经

　　B. 三叉神经、面神经、迷走神经

　　C. 前庭蜗神经、迷走神经、副神经

　　D. 舌咽神经、迷走神经、副神经

　　E. 动眼神经、舌咽神经、舌下神经

28. 传导躯干、四肢深感觉和皮肤精细触觉的第二级神经元位于

　　A. 红核、黑质　　　　　B. 脑桥核　　　　　　　C. 薄束核、楔束核

D. 上、下泌涎核   E. 上、下丘核

29. 锥体交叉在

   A. 内囊   B. 大脑脚   C. 脑桥基底部

   D. 延髓锥体的上端   E. 延髓锥体的下端

30. 下列神经核中具有内分泌功能的是

   A. 漏斗核   B. 视上核、室旁核

   C. 腹外侧核   D. 腹内侧核

   E. 乳头体核

31. 乳头体、灰结节、视交叉属于

   A. 底丘脑   B. 后丘脑   C. 上丘脑

   D. 下丘脑   E. 丘脑

32. 当颅内压增高时，形成的枕骨大孔疝，被挤入枕骨大孔内的结构应该是

   A. 海马旁回   B. 小脑半球   C. 小脑下脚

   D. 小脑扁桃体   E. 绒球

33. 下列大脑皮质功能定位的描述，正确的是

   A. 说话中枢，在额中回后部

   B. 听话中枢，在颞横回

   C. 管理手运动的，在中央前回中部

   D. 阅读中枢，在距状沟上下枕叶皮质

   E. 管理下肢运动的，中央前回下部

34. 新纹状体是指

   A. 尾状核和豆状核   B. 苍白球和壳   C. 豆状核和屏状核

   D. 尾状核和壳   E. 苍白球和屏状核

35. 在通过内囊后肢的纤维中不包括

   A. 听辐射   B. 视辐射   C. 皮质脊髓束

   D. 丘脑中央辐射   E. 皮质核束

36. 关于皮质脊髓束正确的是

   A. 通过内囊后肢   B. 通过内囊前肢

   C. 通过内囊膝部   D. 起于中央前回下部

   E. 起于中央后回上部

37. 关于第 I 躯体运动区下列描述正确的是

   A. 为中央后回和中央旁小叶前部

   B. 为中央前回和中央旁小叶前部

C. 为中央后回和中央旁小叶后部

D. 为中央前回和中央旁小叶后部

E. 身体各部代表区全为倒置人形

38. 当右侧内囊后肢受损时，可出现

A. 右侧肢体，弛缓性瘫痪

B. 右侧肢体，痉挛性瘫痪

C. 左侧肢体，弛缓性瘫痪

D. 左侧肢体，痉挛性瘫痪

E. 左、右肢体，痉挛性瘫痪

39. 当右侧内囊膝部受损时，可出现

A. 左侧肢体，痉挛性瘫痪

B. 右侧肢体，痉挛性瘫痪

C. 右侧舌肌，痉挛性瘫痪

D. 左侧舌肌，痉挛性瘫痪

E. 双眼左侧，同向性偏盲

40. 当右侧中央前回和中央旁小叶前部损伤时，可引起

A. 左侧半身瘫痪　　　　　　　B. 左侧上肢瘫痪

C. 右侧半身瘫痪　　　　　　　D. 左睑以下面肌瘫痪

E. 右侧上肢瘫痪

41. 当双侧角回损伤将导致

A. 左眼全盲

B. 双眼右侧半视野偏盲

C. 双眼视觉正常，但不能理解文字符号的意义

D. 听觉正常，但不能听懂他人讲话的意思

E. 双眼全盲

42. 大脑基底核不包括下列哪个

A. 尾状核　　　　　　B. 杏仁核　　　　　　C. 齿状核

D. 豆状核　　　　　　E. 屏状核

43. 与中脑水管直接通连的是

A. 侧脑室和第三脑室

B. 侧脑室

C. 第三脑室和第四脑室

D. 第四脑室和蛛网膜下隙

E. 第四脑室和脊髓中央管

44. 当右侧视束受损时，可引起

A. 右眼视野的鼻侧偏盲和左眼视野的颞侧偏盲

B. 右眼视野的颞侧偏盲和左眼视野的鼻侧偏盲

C. 右眼视野的鼻侧偏盲和左眼全盲

D. 两眼视野的鼻侧偏盲

E. 两眼视野的颞侧偏盲

45. 本体感觉和精细触觉传导通路的交叉部位应该是

A. 间脑视交叉　　　　　　　　　　B. 脊髓白质的前连合

C. 延髓丘系交叉　　　　　　　　　D. 脑桥结合臂（小脑上脚）

E. 脑桥臂（小脑中脚）

46. 本体感觉和精细触觉传导通路的第三级神经元的胞体位于

A. 背侧丘脑腹后内侧核　　　　　　B. 背侧丘脑腹后外侧核

C. 薄束核和楔束核　　　　　　　　D. 丘脑前核

E. 丘脑底核

47. 关于四肢精细触觉的传导正确的是

A. 在脊髓内交叉　　　　　　　　　B. 第一级神经元位于脊髓后角

C. 由薄束、楔束来完成　　　　　　D. 在脑桥结合臂交叉

E. 第一级神经元位于薄束核、楔束核

48. 头面部浅感觉传导通路的第一级神经元是位于

A. 三叉神经脊束核内的神经元　　　B. 三叉神经节内的神经元

C. 脊神经节内的神经元　　　　　　D. 三叉神经脑桥核内的神经元

E. 三叉神经中脑核内的神经元

49. 关于内侧丘系正确的是

A. 是非意识性传导纤维　　　　　　B. 发自薄束核和楔束核

C. 发自脊髓灰质后角　　　　　　　D. 终于延髓下橄榄核

E. 传递痛、温觉

50. 内侧丘系终止于

A. 丘脑腹外侧核　　　　　　　　　B. 丘脑腹后核

C. 丘脑腹前核　　　　　　　　　　D. 丘脑腹后内侧核

E. 丘脑腹后外侧核

51. 躯干、四肢浅感觉传导通路，第二级神经元的胞体位于

A. 红核　　　　　　　B. 脊神经节　　　　　　C. 丘脑腹后外侧核

D. 下橄榄核　　　　　　　　　E. 脊髓灰质后角

52. 本体感觉和精细触觉传导通路第二级神经元的胞体在

　　A. 薄束核和楔束核　　　　　B. 红核　　　　　　　　C. 脊髓灰质后角

　　D. 脊神经节　　　　　　　　E. 丘脑腹后外侧核

53. 当左侧内囊损伤时，在头面部的表现为

　　A. 左侧鼻唇沟变浅或消失，伸舌时舌尖伸向左侧

　　B. 左侧鼻唇沟变浅或消失，伸舌时舌尖伸向右侧

　　C. 右侧鼻唇沟变浅或消失，伸舌时舌尖伸向左侧

　　D. 右侧鼻唇沟变浅或消失，伸舌时舌尖伸向右侧

　　E. 左侧额纹消失，左侧不能闭眼

54. 脑干内，只接受对侧皮质核束纤维的神经核是

　　A. 三叉神经运动核　　　　　B. 动眼神经核　　　　　C. 滑车神经核

　　D. 舌下神经核　　　　　　　E. 展神经核

55. 右侧视神经完全损伤，表现为

　　A. 双眼视野右侧偏盲　　　　　　　　B. 双眼视野左侧偏盲

　　C. 双眼视野颞侧偏盲　　　　　　　　D. 左眼全盲

　　E. 右眼全盲

56. 当患者双眼视野颞侧偏盲，受损的部位应该是

　　A. 双侧视神经　　　　　　　B. 双侧视束　　　　　　C. 双侧视辐射

　　D. 视交叉中央部　　　　　　E. 视交叉外侧部

57. 用光照患者左眼时，双眼瞳孔均不缩小，而用光照右眼时，双侧瞳孔均缩小，即是
　　左眼直接对光反射消失，间接对光反射存在。损伤的部位在

　　A. 左视神经　　　　　　　　B. 右顶盖前区　　　　　C. 左顶盖前区

　　D. 左动眼神经　　　　　　　E. 右外侧膝状体

58. 经检查发现，患者左眼直接和间接对光反射消失，而右眼直接和间接对光反射反射
　　存在。损伤的部位应该在

　　A. 右视神经　　　　　　　　B. 右顶盖前区　　　　　C. 左顶盖前区

　　D. 左动眼神经　　　　　　　E. 右外侧膝状体

59. 当下运动神经元损伤，可导致

　　A. 对侧肢体瘫痪并有感觉障碍

　　B. 对侧肢体肌张力降低，出现痉挛性瘫痪

　　C. 对侧肢体肌张力增高，出现弛缓性瘫痪

　　D. 同侧肢体肌张力增高，出现痉挛性瘫痪

E. 同侧肢体肌张力降低，出现弛缓性瘫痪

60. 下面那种结构受损害，可致对侧偏身感觉丧失

    A. 内侧丘系　　　　　　B. 脊髓丘系　　　　　　C. 三叉丘系

    D. 外侧丘系　　　　　　E. 内囊后肢

61. 患者左侧舌肌萎缩，伸舌时舌尖偏向左侧，其损伤的部位是

    A. 右侧皮质核束　　　　B. 左侧皮质核束　　　　C. 右侧舌下神经

    D. 左侧舌下神经核　　　E. 左侧内囊

62. 当颅内压增高时，可形成小脑幕切迹疝。被挤入小脑幕切迹的结构是

    A. 绒球小结叶　　　　　B. 小脑扁桃体　　　　　C. 小脑半球

    D. 小脑下脚　　　　　　E. 海马旁回及钩

63. 发生小脑幕切迹疝时，移位的结构是

    A. 大脑枕叶　　　　　　B. 海马　　　　　　　　C. 小脑扁桃体

    D. 海马旁回和钩　　　　E. 海马和齿状回

64. 脑和脊髓的表面包有三层被膜，由内向外依次为

    A. 硬膜、脑蛛网膜、软膜　　　　　　　B. 硬膜、软膜、蛛网膜

    C. 软膜、蛛网膜、硬膜　　　　　　　　D. 硬膜、蛛网膜、软膜

    E. 软膜、硬膜、蛛网膜

65. 关于脊髓蛛网膜下列描述，正确的是

    A. 其与硬脊膜之间有终池　　　　　　　B. 位于硬脑膜的外面

    C. 其外周有脑脊液　　　　　　　　　　D. 位于软脊膜的内面

    E. 其与软脊膜之间为蛛网膜下隙

66. 终池

    A. 不与脑蛛网膜下隙相通　　　　　　　B. 内有马尾

    C. 在硬膜外隙内　　　　　　　　　　　D. 位于于脊髓中部与第二骶椎之间

    E. 位于蛛网膜下隙的中部

67. 软脊膜

    A. 薄而富有血管　　　　　　　　　　　B. 薄而无血管，为半透明

    C. 贴在蛛网膜的外表面　　　　　　　　D. 其内面有脑脊液

    E. 越过脊髓的沟裂的表面

68. 硬脑膜

    A. 与颅骨各部均连接紧密　　　　　　　B. 由两层合成

    C. 与脑蛛网膜相连续　　　　　　　　　D. 与颅骨各部均连接疏松

    E. 由疏松结缔组织构成

69. 大脑镰

    A. 下缘附于胼胝体上方   B. 位于大脑横裂内

    C. 上缘游离   D. 前端连于小脑幕的上面

    E. 深入两侧大脑半球之间

70. 上矢状窦

    A. 前方直接汇入窦汇   B. 不属于硬脑膜窦

    C. 位于大脑镰的下缘   D. 蛛网膜粒突入此窦

    E. 后方直接汇入颈内静脉

71. 硬脑膜窦

    A. 损伤后平滑肌收缩能自行止血

    B. 与颅外静脉无交通

    C. 窦壁内有丰富的平滑肌

    D. 内含动脉血

    E. 由硬脑膜的两层在某些部位分开，内衬内皮细胞构成

72. 经过海绵窦的神经，包括

    A. 动眼神经、滑车神经、眼神经和展神经

    B. 动眼神经、滑车神经、眼神经和下颌神经、展神经

    C. 动眼神经、滑车神经、眼神经和上颌神经、展神经

    D. 动眼神经、滑车神经、眼神经和上颌神经、

    E. 动眼神经、滑车神经、上颌神经和下颌神经

73. 下列关于小脑延髓池的描述何者为错误

    A. 位于硬膜下隙内

    B. 可在此抽取脑脊液进行检查

    C. 位于小脑与延髓之间

    D. 临床上可在此进行穿刺

    E. 位于蛛网膜下隙内

74. 蛛网膜粒

    A. 脑脊液通过其渗透到动脉

    B. 脑脊液通过其渗透到静脉

    C. 脑脊液通过其渗透到硬膜下隙

    D. 脑脊液通过其渗透到硬膜外隙

    E. 脑脊液通过其渗透到上矢状窦

75. 有关软脑膜的描述何者错误

    A. 薄而富有血管　　　　　　　　　　B. 覆盖于脑的表面

    C. 深入到脑的沟裂内　　　　　　　　D. 参与构成脉络丛

    E. 位于蛛网膜与硬脑膜之间

76. 分布于大脑半球内侧面，顶枕沟以前的动脉是

    A. 大脑后动脉　　　　　　　　　　　B. 大脑前动脉

    C. 大脑中动脉　　　　　　　　　　　D. 前交通动脉

    E. 基底动脉

77. 前交通动脉连接的是

    A. 左、右大脑中动脉　　　　　　　　B. 颈内动脉与大脑中动脉

    C. 颈内动脉与大脑前动脉　　　　　　D. 左、右大脑前动脉

    E. 左、右颈内动脉

78. 中央前回的血液供应来自于下列何者

    A. 前交通动脉　　　　B. 基底动脉　　　　C. 大脑前动脉

    D. 大脑后动脉　　　　E. 大脑中动脉

79. 下列有关椎动脉的描述，不正确的是

    A. 经枕骨大孔进入颅腔

    B. 向上穿第 7 至第 1 颈椎的横突孔

    C. 起自于锁骨下动脉

    D. 左、右椎动脉合成基底动脉

    E. 在脑桥上缘分为左、右大脑后动脉

80. 下列动脉何者不参与大脑动脉环组成

    A. 大脑前动脉　　　　B. 大脑中动脉　　　　C. 大脑后动脉

    D. 后交通动脉　　　　E. 颈内动脉

（二）多选题

81. 脊髓 T_4 髓节以上后索内的传导束可有

    A. 脊髓小脑后束　　　　B. 皮质脊髓侧束　　　　C. 薄束

    D. 楔束　　　　　　　　E. 红核脊髓束

82. 位于脊髓白质外侧索的传导束主要有

    A. 脊髓丘脑侧束　　　　B. 皮质脊髓侧束　　　　C. 皮质脊髓前束

    D. 薄束和楔束　　　　　E. 前庭脊髓束

83. 下列脊髓节段的描述，正确的有

    A. 脊髓共有 31 个节段

B. 颈髓有 7 节、胸髓有 12 节，与相应椎骨的数目一致

C. 第 4 颈髓节段约平第 4 颈椎高度

D. 第 6 胸髓节段约平第 4 胸椎高度

E. 第 10 胸髓节段约平第 7 胸椎高度

84. 脑桥

A. 背侧以髓纹与延髓分界

B. 腹侧以延髓脑桥沟与延髓分界

C. 基底沟内有基底动脉行走

D. 基底部向后外逐渐移行为小脑上脚

E. 在延髓脑桥沟，从内侧向外侧依次有Ⅷ、Ⅶ、Ⅵ脑神经根附着

85. 下列属于躯体运动核的是

A. 滑车神经核　　　　B. 动眼神经核　　　　C. 孤束核

D. 展神经核　　　　　E. 舌下神经核

86. 属于内脏运动核（副交感核）的有

A. 疑核　　　　　　　　　　　　B. 孤束核

C. 动眼神经副核　　　　　　　　D. 迷走神经背核

E. 上泌涎核、下泌涎核

87. 关于内侧丘系正确的是

A. 纤维终止于背侧丘脑的腹后外侧核

B. 纤维终止于背侧丘脑的腹后内侧核

C. 纤维起自对侧的薄束核、楔束核

D. 传导对侧肢体的本体觉和精细触觉

E. 损伤后可致同侧下肢和躯干本体觉及精细触觉障碍

88. 关于皮质核束正确的是

A. 纤维主要起自中央前回下部的锥体细胞

B. 经内囊膝部下行进入脑干

C. 面神经核只接受对侧皮质核束支配

D. 舌下神经核只接受对侧皮质核束的支配

E. 损伤后，伸舌时，舌尖偏向病灶的对侧

89. 下列关于皮质脊髓束的描述中正确的是

A. 经内囊后肢下行

B. 纤维来自中央前回中、上部和中央旁小叶前部的锥体细胞

C. 经脑桥基底部达延髓锥体

D. 在延髓锥体下端，全部纤维交叉至对侧，形成锥体交叉

E. 损伤后可导致对侧上、下肢痉挛性瘫痪

90. 下列神经中与中脑相连的脑神经有

    A. 三叉神经　　　　　　　B. 动眼神经　　　　　　　C. 滑车神经

    D. 视神经　　　　　　　　E. 展神经

91. 下丘脑包括

    A. 乳头体　　　　　　　　B. 灰结节　　　　　　　　C. 视交叉

    D. 漏斗　　　　　　　　　E. 垂体

92. 经过海绵窦的神经有

    A. 视神经　　　　　　　　B. 滑车神经　　　　　　　C. 展神经

    D. 动眼神经　　　　　　　E. 眼神经

93. 下列动脉参与大脑动脉环（Willis环）组成的有

    A. 颈外动脉　　　　　　　　　　　B. 大脑前动脉

    C. 大脑中动脉　　　　　　　　　　D. 大脑后动脉

    E. 前、后交通动脉

94. 关于蛛网膜粒正确的是

    A. 呈颗粒状突入硬脑膜窦内　　　　B. 于上矢状窦内

    C. 为脑脊液回流入静脉的结构　　　D. 由软脑膜形成

    E. 由脑蛛网膜形成

二、填空题

1. 脊髓位于＿＿＿＿＿＿＿＿内，其上端在＿＿＿＿＿＿＿＿处与延髓相连，下端在成人约平＿＿＿＿＿＿＿＿下缘，其末端变细呈圆锥状，称为＿＿＿＿＿＿＿＿。

2. 脊髓全长有两处膨大，即＿＿＿＿＿＿＿＿和＿＿＿＿＿＿＿＿，分别发出至＿＿＿＿＿＿＿＿和＿＿＿＿＿＿＿＿的纤维。

3. 在脊髓胸段的横切面上，灰质向前的部分称为＿＿＿＿＿＿＿＿、向后突出的部分称为＿＿＿＿＿＿＿＿、向外突出的部分称为＿＿＿＿＿＿＿＿，分别主要由＿＿＿＿＿＿＿＿、＿＿＿＿＿＿＿＿和＿＿＿＿＿＿＿＿神经元的胞体组成。

4. 脊髓后索中上行纤维束主要有＿＿＿＿＿＿＿＿、＿＿＿＿＿＿＿＿；脊髓外侧索中下行纤维束主要有＿＿＿＿＿＿＿＿、＿＿＿＿＿＿＿＿。

5. 脑干自上而下包括＿＿＿＿＿＿＿＿、＿＿＿＿＿＿＿＿和＿＿＿＿＿＿＿＿三部分。

6. 小脑是一个重要的运动调节中枢，有三大功能，其中古小脑的功能是＿＿＿＿＿＿＿＿，旧小脑的功能主要是＿＿＿＿＿＿＿＿，新小脑的功能主要是＿＿＿＿＿＿＿＿。

7. 内囊位于＿＿＿＿＿＿＿＿、＿＿＿＿＿＿＿＿和＿＿＿＿＿＿＿＿之间，主要有＿＿＿＿＿＿＿＿通过。

8. 大脑半球以_____、_____和_____沟为界，将大脑半球分为五叶。

9. 一侧视神经受损，可引起_____；视交叉中部受损伤，可引起_____；一侧视束受损，可引起_____。

10. 躯体、四肢本体感觉传导通路的第一级神经元在_____内，第二级神经元细胞体为_____，第三级神经元细胞体位于_____，其交叉部位在_____。

11. 躯干四肢痛、温觉传导通路的第一级神经元在_____内，第二级神经元在_____，此神经元发出纤维组成_____束。

12. 脑脊液主要由_____产生，从_____经室间孔流至_____，再经中脑水管流至_____。

13. 脑的表面包有三层被膜，由内向外依次为_____、_____、_____。

14. 大脑动脉环由_____、_____、_____和_____吻合而成。

三、名词解释

1. 脊髓节段　　2. 菱形窝　　3. 小脑扁桃体疝　　4. 内囊　　5. 纹状体　　6. 边缘叶
7. 蛛网膜下隙　　8. 硬膜外隙　　9. 硬脑膜窦　　10. 大脑动脉环

四、问答题

1. 脊髓前角、后角和侧角各由什么神经元组成？脊神经节内含什么神经元？

2. 何谓内囊？内囊可分为哪几部分？一侧内囊受损后，有何临床表现？为什么？

3. 试比较躯干、四肢深、浅感觉传导通路的异同点。

4. 脑干自下而上包括哪几部分？分别有哪些脑神经与之相连？

5. 大脑皮质的功能定位怎样？

6. 何谓基底核？基底核包括哪些？何谓苍白球、新纹状体？

7. 简述大脑半球白质内神经纤维种类及功能。

8. 简述脑脊液的循环途径。请用→示之。

9. 简述脑干三部分内的脑神经核团分布。

五、知识拓展题

患者，男，73岁。于下午午休起床时突然头痛，很快进入昏迷，后送到医院，经检查诊断为右侧内囊出血，请结合学过的解剖学知识分析患者度过危险期后将会出现什么后遗症。

（梁海明　张庆金　李桂成）

十八、周围神经系统

一、选择题

（一）单选题

1. 在临床上，进行颈部皮肤浸润性麻醉的阻滞点应在

 A. 胸锁乳突肌后缘中点   B. 胸锁乳突肌前缘中点

 C. 胸锁乳突肌下部   D. 胸锁乳突肌上部

 E. 斜方肌前缘

2. 发生肱骨中段骨折时，易损伤的神经是

 A. 正中神经   B. 腋神经   C. 尺神经

 D. 桡神经   E. 肌皮神经

3. 下列神经中属于腰丛的分支，应是

 A. 坐骨神经   B. 股神经   C. 股后皮神经

 D. 阴部神经   E. 臀上神经

4. 发生胫神经损伤时，可引起

 A. 形成"马蹄内翻足"   B. 足不能背屈

 C. 形成"仰趾足"   D. 走路时呈"跨阈步态"

 E. 小腿外侧及足背、趾背感觉障碍

5. 支配三角肌的神经是下列神经中的那个

 A. 肌皮神经   B. 桡神经   C. 尺神经

 D. 腋神经   E. 正中神经

6. 支配肱二头肌的神经是

 A. 尺神经   B. 桡神经   C. 正中神经

 D. 腋神经   E. 肌皮神经

7. 管理小指皮肤感觉的神经是

 A. 肌皮神经   B. 桡神经   C. 尺神经

 D. 腋神经   E. 正中神经

8. "垂腕症"是损伤了

 A. 肌皮神经   B. 桡神经   C. 尺神经

 D. 腋神经   E. 正中神经

9. 管理脐平面皮肤感觉的神经是下列中的

 A. 第 8 对胸神经前支   B. 第 9 对胸神经前支

C. 第 10 对胸神经前支　　　　　D. 第 11 对胸神经前支

E. 第 12 对胸神经前支

10. 支配小腿三头肌的神经是下列中的

A. 闭孔神经　　　　　　B. 股神经　　　　　　C. 坐骨神经

D. 胫神经　　　　　　　E. 腓总神经

11. 支配胫骨前肌的神经是下列中的

A. 股神经　　　　　　　B. 腓总神经　　　　　C. 腓深神经

D. 腓浅神经　　　　　　E. 胫神经

12. 发生"马蹄"内翻足，可能损伤了

A. 胫神经　　　　　　　B. 闭孔神经　　　　　C. 生殖股神经

D. 股神经　　　　　　　E. 腓总神经

13. 支配肱桡肌运动的神经是下列中的

A. 肌皮神经　　　　　　B. 正中神经　　　　　C. 桡神经

D. 尺神经　　　　　　　E. 腋神经

14. 支配臀大肌的神经是下列中的

A. 闭孔神经　　　　　　B. 臀上神经　　　　　C. 臀下神经

D. 股神经　　　　　　　E. 坐骨神经

15. 支配腓骨长肌、腓骨短肌的神经是下列中的

A. 腓总神经　　　　　　B. 股神经　　　　　　C. 胫神经

D. 腓深神经　　　　　　E. 腓浅神经

16. 鼓索是下列哪个神经的分支

A. 舌咽神经　　　　　　B. 三叉神经　　　　　C. 动眼神经

D. 迷走神经　　　　　　E. 面神经

17. 管理面部感觉的神经是

A. 下颌神经　　　　　　B. 上颌神经　　　　　C. 眼神经

D. 三叉神经　　　　　　E. 面神经

18. 支配面部表情肌运动的神经是

A. 下颌神经　　　　　　B. 上颌神经　　　　　C. 眼神经

D. 面神经　　　　　　　E. 舌咽神经

19. 支配咀嚼肌运动的神经是

A. 三叉神经的上颌神经　　　　　B. 三叉神经的眼神经

C. 三叉神经的下颌神经　　　　　D. 面神经

E. 展神经

20. 管理舌前 2/3 味觉的神经是

    A. 舌咽神经   B. 舌下神经   C. 面神经

    D. 展神经   E. 三叉神经的下颌神经

21. 关于视神经描述何者正确

    A. 经眶上裂入颅腔

    B. 经眶下裂入颅腔

    C. 由视网膜双极细胞的轴突聚集而成

    D. 由视网膜节细胞的轴突聚集而成

    E. 由视网膜内视细胞的轴突聚集而成

22. 传导头面部痛、温觉冲动的神经是下列中的

    A. 展神经   B. 三叉神经   C. 动眼神经

    D. 面神经   E. 舌咽神经

23. 有关面神经的描述，正确的是

    A. 经卵圆孔出颅   B. 起自延髓   C. 管理头、面部皮肤的感觉

    D. 支配咀嚼肌   E. 管理舌前 2/3 味觉

24. 由舌咽神经管理其分泌的腺体是

    A. 腮腺   B. 下颌下腺   C. 舌下腺

    D. 泪腺   E. 甲状腺

25. 含副交感纤维的脑神经是

    A. 舌下神经   B. 展神经   C. 副神经

    D. 动眼神经   E. 三叉神经

26. 下列哪一神经的损伤，可导致瞳孔散大

    A. 视神经   B. 三叉神经   C. 动眼神经

    D. 迷走神经   E. 交感神经

27. 与端脑相连的脑神经是

    A. 嗅神经   B. 视神经   C. 舌下神经

    D. 三叉神经   E. 滑车神经

28. 支配颞肌运动的神经是

    A. 舌咽神经   B. 三叉神经   C. 面神经

    D. 迷走神经   E. 舌下神经

29. 支配颏舌肌运动的神经是下列中的

    A. 下颌神经   B. 迷走神经   C. 舌咽神经

    D. 面神经   E. 舌下神经

30. 管理喉肌的神经是下列中的

    A. 喉返神经   B. 舌神经   C. 岩大神经

    D. 鼓索   E. 舌咽神经

31. 管理舌后 1/3 味觉的神经是

    A. 舌下神经   B. 舌神经   C. 舌咽神经

    D. 面神经   E. 迷走神经

32. 发生一侧舌下神经损伤时，表现为

    A. 不能伸舌   B. 伸舌时舌尖向上卷曲

    C. 伸舌时，舌尖偏向患侧   D. 伸舌时，舌尖偏向健侧

    E. 伸舌时舌尖向下

33. 在甲状腺手术时，下列哪项神经损伤后，可引起声音嘶哑

    A. 副神经   B. 舌咽神经   C. 颈交感干

    D. 喉返神经   E. 喉上神经喉内支

34. 下列关于交感干的描述，不正确的是

    A. 位于脊柱的前方   B. 由椎旁节和节间支相连而成

    C. 左右各一   D. 呈串珠状

    E. 两干下端汇合于单一的奇神经节

35. 交感神经的低级中枢位于

    A. 胸 1 至腰 3 髓节的侧角   B. 胸 1 至腰 3 髓节的后角

    C. 胸 1 至腰 3 髓节的前角   D. 胸 1 至腰 4 髓节的侧角

    E. 胸 2 至腰 3 髓节的侧角

36. 骶副交感核应该位于

    A. 骶 1 至骶 2 前骶副交感核   B. 骶 2 至骶 3 前骶副交感核

    C. 骶 2 至骶 4 前骶副交感核   D. 骶 2 至骶 5 前骶副交感核

    E. 骶 3 至骶 5 前骶副交感核

37. 发生肝胆疾患时，疼痛可放射至

    A. 右肩部   B. 左臂内侧   C. 左肩部

    D. 右臂内侧   E. 左臂外侧

38. 发生心绞痛时，疼痛可放射至

    A. 右臂内侧   B. 左肩部   C. 左臂内侧

    D. 右肩部   E. 右臂外侧

39. 下列关于内脏神经的描述，错误的是

    A. 低级中枢在脑干和脊髓

B. 含有感觉纤维和运动纤维

C. 主要分布于内脏、心血管和腺体

D. 感觉神经元的胞体在脑神经节和脊神经节内

E. 可分为交感神经和副交感神经两部分

40. 下列有关内脏运动神经的描述，错误的是

A. 又称植物性神经

B. 低级中枢仅位于脊髓内

C. 分交感神经和副交感神经

D. 调节内脏、心血管的运动和腺体的分泌

E. 从低级中枢至所支配的器官，需两个神经元

41. 含有副交感纤维的脑神经是

A. 滑车神经　　　　　B. 舌下神经　　　　　C. 副神经

D. 舌咽神经　　　　　E. 三叉神经

（二）多选题

42. 属于臂丛的分支有

A. 肌皮神经　　　　　B. 正中神经　　　　　C. 膈神经

D. 桡神经　　　　　　E. 尺神经

43. 属于腰丛的神经是

A. 股后皮神经　　　　B. 股外侧皮神经　　　C. 闭孔神经

D. 生殖股神经　　　　E. 股神经

44. 属于骶丛的分支有

A. 坐骨神经　　　　　B. 股神经　　　　　　C. 阴部神经

D. 股后皮神经　　　　E. 股外侧皮神经

45. 下列神经中含副交感纤维的脑神经是

A. 动眼神经　　　　　B. 面神经　　　　　　C. 三叉神经

D. 舌咽神经　　　　　E. 迷走神经

46. 下列神经中从颈静脉孔出颅的神经有

A. 舌咽神经　　　　　B. 舌下神经　　　　　C. 迷走神经

D. 副神经　　　　　　E. 面神经

47. 下列神经中由眶上裂进入眼眶的神经有

A. 动眼神经　　　　　B. 滑车神经　　　　　C. 眼神经

D. 上颌神经　　　　　E. 展神经

48. 分布于舌的神经，有

    A. 舌咽神经   B. 舌下神经   C. 面神经

    D. 三叉神经   E. 迷走神经

49. 下列内脏神经感觉的特点描述中，正确的有

    A. 强烈活动才引起感觉   B. 对切割、烧灼敏感

    C. 传入径路分散   D. 疼痛定位不准

    E. 对牵拉、膨胀和痉挛敏感

50. 发生心绞痛时常放射的部位是

    A. 左肩部   B. 右肩部   C. 左胸前区

    D. 左臂内侧   E. 右臂内侧

51. 下列迷走神经的有关描述中，正确的是

    A. 含四种纤维成分

    B. 副交感纤维起于迷走神经背核

    C. 发出喉上、下神经

    D. 支配结肠左曲以上胸腹腔脏器

    E. 经舌下神经管出脑

二、填空题

1. 在脊神经中所含的四种纤维成是＿＿＿＿＿＿、＿＿＿＿＿＿、＿＿＿＿＿＿、＿＿＿＿＿＿。

2. 由脊神经前支形成的四大神经丛是＿＿＿＿＿＿、＿＿＿＿＿＿、＿＿＿＿＿＿、＿＿＿＿＿＿。

3. 胸神经前支的皮支在胸、腹壁呈明显的节段性分布：T_2 相当于＿＿＿＿＿＿平面；T_4 相当于＿＿＿＿＿＿平面；T_6 相当于＿＿＿＿＿＿平面；T_8 相当于＿＿＿＿＿＿平面；T_{10} 相当于＿＿＿＿＿＿平面；T_{12} 相当于＿＿＿＿＿＿平面。

4. 能分布于舌的神经，有＿＿＿＿＿＿、＿＿＿＿＿＿、＿＿＿＿＿＿、＿＿＿＿＿＿。

5. 含有副交感纤维的脑神经有四对，即＿＿＿＿＿＿、＿＿＿＿＿＿、＿＿＿＿＿＿和＿＿＿＿＿＿。

6. 发生肱骨外科颈骨折时，易损伤＿＿＿＿＿＿；肱骨中部骨折，易损伤＿＿＿＿＿＿；肱骨髁上骨折，易损伤＿＿＿＿＿＿。

7. 心绞痛时，疼痛可放射至＿＿＿＿＿＿；肝、胆疾病时，常在＿＿＿＿＿＿感到疼痛。

三、名词解释

1. 交感干   2. 鼓索   3. 马蹄内翻足   4. 牵涉痛   5. 猿手   6. 爪形手

7. 垂腕征   8. 仰趾足   9. 交通支

四、问答题

1. 依次写出十二对脑神经的序数、名称、性质及连脑部位。

2. 试述坐骨神经的行程、主要分支和分布。

3. 比较交感神经与副交感神经的区别。

五、知识拓展题

　　患者，男，50岁。劳动中突然左胸口和左臂内侧疼痛，伴心悸，就诊。诊断为冠心病心绞痛。请问该患者为什么会出现左臂内侧部的疼痛？

（梁海明　张庆金　李桂成）

参考答案

一、选择题

（一）单选题

1.C 2.E 3.E 4.C 5.C 6.D 7.D 8.C 9.B 10.A 11.C

（二）多选题

12.CD 13.ADE

二、填空题

1. 颅 面部 颈 项部

2. 胸 腹 盆 会阴 背 腰

3. 上肢 下肢 肩 臂 前臂 手 髋 大腿 小腿 足

4. 垂直轴 矢状轴 冠状轴

5. 矢状面 冠状面 水平面

三、问答题

1. 身体直立，两眼向前平视，上肢下垂于躯干两侧，下肢并拢，掌心和足尖向前。描述人体结构时，无论被观察的人体处于何种姿势和体位，均应以此姿势为标准进行描述。

2. 从研究角度，人体解剖学应包括大体解剖学和微体解剖学。大体解剖学，又称巨视解剖学，是通过肉眼观察的方法以描述人体的形态结构，主要包括系统解剖学和局部解剖学；而微体解剖学，也称微视解剖学，主要以显微镜等为手段观察人体的细微结构，包括细胞学、组织学和胚胎学。

从应用角度，大体解剖学的分科越来越细，如外科解剖学、表面解剖学、机能解剖学、X 线解剖学、断层解剖学、运动解剖学，等等。

二、骨 学

一、选择题

（一）单选题

1.A 2.B 3.D 4.B 5.C 6.E 7.B 8.D 9.C 10.C 11.C 12.B 13.E 14.A

15.B 16.C 17.A 18.B 19.E 20.C 21.E 22.D 23.B 24.B 25.B 26.D 27.B

28.A　29.D　30.B　31.C　32.A　33.B　34.E　35.C　36.C　37.C　38.C　39.B　40.C

41.C　42.E　43.B　44.A　45.A　46.E　47.E　48.D　49.E　50.B　51.A　52.E　53.C

54.B　55.D　56.B　57.C　58.A　59.D　60.C　61.B　62.A　63.C　64.D　65.C

（二）多选题

66.ABCE　67.BCDE　68.BCDE　69.ABCDE　70.BCDE　71.ABCE

二、填空题

1. 骨　关节　骨骼肌

2. 长骨　短骨　扁骨　不规则骨

3. 骨质　骨髓　骨膜

4. 骨髓腔　骨松质　红骨髓　黄骨髓　红骨髓

5. 长骨两端　短骨　扁骨　不规则骨

6. 椎孔　椎间孔　脊神经　血管

7. 横突孔　椎体　棘突　齿突　隆椎

8. 胸骨柄　胸骨体　剑突　第 2 肋

9. 额骨　筛骨　蝶骨　枕骨　下颌骨　舌骨　犁骨

10. 椎管　脊髓

11. 骺软骨　骨膜

12. 内板　外板　板障

三、名词解释

1. 翼点——为额、顶、颞、蝶四骨汇合点，该处骨质薄弱，其内面有脑膜中动脉的前支经过，此处骨折可导致该动脉破裂，形成硬膜外血肿，危及生命。

2. 鼻旁窦——指额骨、筛骨、蝶骨和上颌骨内的空腔，与鼻腔相通，对发音起共鸣作用。

3. 胸骨角——为胸骨柄与胸骨体相接处形成凸向前方的钝角。其两侧平对第 2 肋，是计数肋的重要标志。

4. 隆椎——即第 7 颈椎，棘突长且末端膨大，低头时，可明显在项下部中央看到和摸到其棘突。

5. 骶骨岬——骶骨底即第 1 骶椎体的上面，其前缘突出称骶骨岬，女性骶骨岬是产科测量骨盆入口大小的重要标志之一。

四、问答题

1. 颅底内面凹凸不平，由前向后分为呈阶梯状的颅前、中、后窝。

颅前窝的正中有一向上的突起称鸡冠，其两侧的水平骨板称筛板，筛板的许多小孔称筛孔。

颅中窝中央呈马鞍形的结构为蝶鞍，正中有一容纳垂体的垂体窝，垂体窝的前方有横行的交叉前沟，此沟向两侧通向视神经管。垂体窝两侧由前向后依次有眶上裂、圆孔、卵圆孔和棘孔。

颅后窝中央有枕骨大孔，窝后枕外隆凸相对处有枕内隆凸，此凸向两侧有横窦沟，沟于颞骨则弯向下前呈"S"形称乙状窦沟，再经颈静脉孔出颅。颅后窝的前外侧，与外耳道方向一致处有内耳门及内耳道。

2. 鼻旁窦又称副鼻窦，包括上颌窦、额窦、筛窦和蝶窦，均位于同名骨内，各窦是与鼻腔相通的含气空腔。上颌窦、额窦和筛窦的前、中群开口在中鼻道，筛窦后群开口在上鼻道，蝶窦开口在蝶筛隐窝。鼻旁窦对发音、共鸣和减轻颅骨重量起一定的作用。

3. 新生儿颅骨的高度与身高比较，相对较大，约占 1/4，而成年人约占 1/7。由于牙齿尚未萌出，故面颅仅为脑颅的 1/8，而成年人为 1/4。骨与骨间尚有一定的间隙，颅顶部由结缔组织膜、颅底部由软骨所填充，其中较大的位于矢状缝前后，分别称前囟和后囟；在颞骨的前后还有前外侧囟和后外侧囟。前囟一般于一岁半左右才闭合，后囟于生后不久即闭合。前囟闭合的早晚可作为婴儿发育的标志和颅内压力变化的测试窗口。新生儿的颅盖只有一层骨板，一般于 4 岁开始逐渐分内、外两层，其间夹有骨松质。

五、知识拓展题

1. 穿刺选点应考虑以下 4 个方面：能抽到红骨髓、靠近皮下便于穿刺、安全、穿刺后不影响日常生活。成人骨中扁骨和短骨等有红骨髓，便于穿刺的地方有胸骨、椎骨棘突、髂前上棘。胸骨近心脏大血管有一定危险性，患者可能有恐惧感；棘突和髂后上棘穿刺后影响睡眠，因此在髂前上棘后 1~2cm 处穿刺较为理想。

2. 为了方便、准确、损伤组织少，从脊柱后方腰椎棘突之间经各韧带刺入才合理。

3. 前囟正常应在一岁半左右闭合，超两岁仍存在，属发育异常。患者因呕吐、腹泻失水严重，血量、脑脊液量、组织水分含量均减少，故前囟塌陷。相反，颅内病变致颅压增高，则前囟将向外鼓出。故前囟的情况可作为疾病的辅助诊断根据。

三、关节学

一、选择题

（一）单选题

1.E　2.E　3.D　4.C　5.B　6.E　7.C　8.C　9.E　10.D　11.C　12.D　13.C　14.E

（二）多选题

15.ABCDE　16.ABDE　17.ABC　18.ABE　19.ABCD

二、填空题

1. 前纵韧带　后纵韧带

2. 颈曲　腰曲　胸曲　骶曲

3. 肱尺关节　肱桡关节　桡尺近侧关节

4. 股骨下端　胫骨上端　髌骨

5. 前交叉韧带　后交叉韧带　内侧半月板　外侧半月板

6. 大骨盆　小骨盆

7. 关节面　关节囊　关节腔　韧带　关节盘　关节唇

8. 髓核　纤维环

9. 髋臼　股骨头

10. 前纵韧带　后纵韧带　棘上韧带

三、名词解释

1. 椎间盘——为连接相邻两个椎体之间的纤维软骨盘，由髓核和纤维环两部分组成。

2. 肋弓——第8~10肋前端依次与上位肋软骨相连，共同形成肋弓。

3. 界线——从骶骨岬经两侧弓状线、耻骨梳、耻骨结节至耻骨联合上缘，所连成的环形线，称界线。是大骨盆和小骨盆分界线。

4. 关节——骨与骨之间借膜性的结缔组织囊相连，囊内有腔隙，这种连结称关节或滑膜关节。

四、问答题

1. 肩关节由肱骨头和肩胛骨的关节盂构成；结构特点：肱骨头大而圆，关节盂小而浅；两者面积之比约为 3：1，因此其骨性基础不牢固。关节囊薄而松弛，囊内有肱二头肌的长头腱通过。关节囊的上壁有喙肱韧带加强；关节的后上方有肩峰，前上方有喙突，两者之间有喙肩韧带，有防止肱骨头向上脱位的作用；关节囊的前、后、上壁均有肌腱的纤维编入关节囊的纤维层，以增强关节的稳固性，肩关节周围有三角肌包绕，唯独关节囊的下壁没有韧带和肌腱纤维加强，最为薄弱，所以肩关节易向前下方脱位。

肩关节可作屈、伸、内收、外展、旋内、旋外、环转共7种运动，是全身运动幅度最大、最灵活的关节。

2. 髋关节由髋臼与股骨头构成。结构特点是：股骨头大，髋臼深，关节囊厚而坚韧。关节囊内有股骨头韧带，内含营养股骨头的血管。运动形式：屈、伸、收、展、旋内、旋外和环转运动。

四、肌　学

一、选择题

（一）单选题

1.C　2.E　3.E　4.E　5.C　6.E　7.B　8.C　9.A　10.E　11.A　12.E　13.D　14.B

15.C　16.B　17.B　18.A　19.C　20.D　21.A　22.E　23.E　24.E　25.D　26.C

（二）多选题

27.BCE　28.ABCDE　29.BCDE　30.ABC　31.ABCDE　32.AD

二、填空题

1. 肌腹　肌腱　肌纤维（骨骼肌组织）　胶原纤维束（致密结缔组织）

2. 筋膜　滑膜囊　腱鞘

3. 腹外斜肌　腹内斜肌　腹横肌

4. 咬肌　颞肌　翼内肌　翼外肌

5. 腔静脉孔　食管裂孔　主动脉裂孔　下腔静脉　食管　主动脉

6. 膈肌　肋外间肌　肋内间肌

7. 缝匠肌　半腱肌　半膜肌　股二头肌　股四头肌

8. 股二头肌　半腱肌　半膜肌

三、名词解释

1. 股三角——腹股沟韧带、缝匠肌内侧缘和长收肌内侧缘围成的三角形区域，此区域内由外侧向内侧依次排列有股神经、股动脉、股静脉、股管。临床上行股动脉、股静脉穿刺常在此区域进行。

2. 腹股沟管——腹前外侧群肌之间的一条潜在斜形裂隙，称腹股沟管。长 4~5cm，男性有精索、女性有子宫圆韧带通过。

3. 浅筋膜——位于皮肤的深面，又称皮下筋膜、皮下组织，主要由疏松结缔组织构成，内含脂肪、血管神经、淋巴管等，所含脂肪的多少决定人的胖瘦。有保护深部组织的作用。临床上行皮下注射即把药液注入此层。

4. 斜角肌间隙——前、中斜角肌与第 1 肋之间的三角形的裂隙，称斜角肌间隙。内有锁骨下动脉和臂丛通过。

5. 腱膜——扁肌的肌腱薄而宽阔，呈膜状，称为腱膜。

四、问答题

1. 三角肌位于肩部，略呈三角形。起自锁骨外侧份、肩峰和肩胛冈，肌束从前、后、外侧包绕肩关节，向下止于肱骨的三角肌粗隆。三角肌使肩部形成明显的丰圆外形。其外上 1/3 部，肌质丰厚，且无重要的血管、神经通过，是临床经常选用的肌内注射部位。主要作用是外展肩关节；前部肌束可使肩关节屈和旋内，后部肌束则使肩关节伸和旋外。

2. 臀大肌位于臀部浅层，略呈四边形，大而丰厚，使臀部形成明显的圆隆外形。起自髂骨翼外面和骶骨背面，肌束斜向外下方，止于髂胫束和股骨的臀肌粗隆。作用：收缩时使髋关节后伸和旋外。下肢固定时，可伸直躯干，保持身体平衡。此肌外上部无重要的血管和神经，为肌内注射的常选部位。

3. 临床上常被选择肌内注射的肌有三角肌、臀大肌、臀中肌、臀小肌和股外侧肌。

4. 参与肘关节运动的伸肌为肱三头肌，屈肌为肱二头肌、肱肌、肱桡肌、旋前圆肌、桡侧腕屈肌等。

五、知识拓展题

1. 肩关节复位法：肩关节脱位很常见。请看以下病例：某中学生在河中游自由泳时发生右肩关节脱位。体格检查：患者以健侧手托住患侧前臂，头和身体向患侧倾斜，三角肌塌陷，肩关节由圆肩变为方肩畸形，用手触摸之，有如摸长方形桌子的边角，肩关节无法正常运动。诊断：肩关节脱位。复位方法：患者取仰卧位，术者右足顶住患者右腋窝，右手抓住患者臂部，左手抓住患者前臂，术者手、足同时用力作对抗牵引，抓住患者右上肢往患者的前上方一边用力牵引一边旋内、内收，然后转为一边旋外、外展，一边迅速用力往患者后下方推送，即可复位。复位瞬间可听到"嗒"一声响。

2. 下颌关节复位法：下颌关节由下颌骨的下颌头与颞骨的下颌窝及关节结节构成。正常张口时，下颌头运动至关节结节的下方，脱位时则被卡在关节结节的前方，患者无法自行使下颌头退回下颌窝。

   无法正常吃食物、说话。下颌骨明显突向前方，嘴形呈俗称的"地包天"状。外伤、大笑、打哈欠等均可造成脱位。复位时，患者取坐位，术者先用纱布包好自己的两个拇指，然后稍用力掰开口，把两拇指伸入患者口中，其余手指托住下颌骨，先把下颌骨往前下方拉，（即把被卡在关节结节前方的下颌头拉至前下方）然后向后上方作一弧形推送，即可复位。复位瞬间可听到"嗒"一声响。

   解剖学不仅是一门重要的医学基础课，是学好其他医学基础课及临床课必不可少的基础，同时也可直接为临床服务。如上述两例关节复位的病例说明，掌握扎实的解剖学知识，即可对关节进行成功复位。

3. 腰椎间盘突出症：某男性老年人，75岁，搬一重约45kg的实木沙发即感腰部剧痛。入院检查结果：电子计算机断层扫描（CT）及磁共振（MRI）检查结果均显示腰3~4、腰4~5、腰5~骶1椎间盘突出，第4、第5腰椎椎体压缩性骨折。讨论：椎间盘由中央部的髓核和周围部的纤维环构成，位于相邻的两个椎体之间，其前、后分别有前纵韧带、后纵韧带加强，其后外侧部缺乏韧带加强，且纤维环的后部薄弱，老年人纤维环老化、脆性增大，因此搬重物时力量往腰部挤压，导致纤维环后外侧部破裂，髓核膨出，压迫椎间孔的脊神经根或椎管内的脊髓，引起疼痛，称腰椎间盘突出症。因此，老年人应避免搬、扛、抬、挑、背重物。

五、内脏学概述

一、选择题

（一）单选题

1.C　2.E　3.D　4.C

（二）多选题

5.ABC

二、填空题

1.锁骨中线　肩胛线

2.腹上区　左、右季肋区

三、名词解释

内脏——消化、呼吸、泌尿、生殖四个系统的总称。内脏器官绝大部分位于胸、腹腔内，并借一定的孔、裂直接或间接道与外界相通，其主要功能是与外界进行物质交换，以维持生命和繁殖后代。

六、消化系统

一、选择题

（一）单选题

1.D　2.A　3.A　4.E　5.B　6.E　7.D　8.D　9.C　10.C　11.B　12.C　13.B　14.E

15.D　16.A　17.B　18.C　19.A　20.C　21.C　22.D　23.C　24.A　25.B　26.D

27.D　28.E　29.D　30.C　31.C　32.D　33.D　34.B　35.D　36.B　37.E　38.B

39.D

（二）多选题

40.ABD　41.AC　42.DE　43.ADE　44.ACD

二、填空题

1.食管的起始处　食管与左主支气管的相交处　食管穿膈的食管裂孔处　15cm　25cm
　40cm

2.胃底　胃体　贲门部　幽门部　幽门窦

3. 结肠带　结构袋　肠脂垂

4. 骶曲　会阴曲

5. 右季肋区　腹上区　左季肋区

6. 胆囊底　胆囊体　胆囊颈　胆囊管

7. 右锁骨中线与右肋弓的相交处

8. 肝总管　胆囊管　胆总管　胰管　十二指肠大乳头

9. 6　3

10. 切牙　尖牙　前磨牙　磨牙　32

11. 颈椎　消化管　呼吸道　鼻咽　口咽　喉咽

12. 第 1、2　胰头　胰体　胰尾

三、名词解释

1. 咽峡——由腭垂（悬雍垂）、左、右腭舌弓及舌根共同围成；是口腔与咽的分界。

2. 麦氏点——脐与右髂前上棘连线的中、外 1/3 交点处，称麦氏点，为阑尾根部的体表投影。急性阑尾炎时，此处可有明显压痛和反跳痛。

3. 肝门——肝下面的横沟又称肝门，有肝固有动脉、肝门静脉、肝左右管、神经和淋巴管出入。

4. 十二指肠球——十二指肠上部与幽门相接的一段肠管，称十二指肠球。此处壁薄腔大，黏膜光滑无皱襞，是溃疡的好发部位。

5. 上消化道——指十二指肠以上的消化道，包括口腔、咽、食管、胃、十二指肠。

6. 齿状线——肛管内所有肛柱下端和肛瓣连成一条锯齿状的环形线。

7. 胆囊三角（Calot 三角）——由胆囊管、肝总管和肝的脏面围成的三角形区域，是胆囊手术中寻找胆囊动脉的标志。

四、问答题

1. 该小扣子沿途依次经过的结构是：

　　口腔→咽→食管→胃→十二指肠→空肠→回肠→盲肠→升结肠→横结肠→降结肠→乙状结肠→直肠→肛管→肛门→体外。

2. 蛔虫从回肠依次钻入胆囊的途径是：

　　回肠→空肠→十二指肠→十二指肠大乳头→肝胰壶腹→胆总管→胆囊管→胆囊。

3. 肝细胞（产生胆汁）→胆小管→小叶间胆管→肝左、右管→肝总管→胆总管→肝胰壶腹→十二指肠大乳头→十二指肠。

4. 食管全长有三个生理性狭窄：第一狭窄在食管的起始处，距中切牙约 15cm；第二狭窄在食管与左主支气管相交叉处，距中切牙约 25cm；第三狭窄在食管穿过膈的食管裂孔处，距切牙约 40cm。

5. 胃的位置常因体型、体位和充盈程度不同而有较大变化，通常，胃在中等充盈状态下，大部分位于左季肋区，小部分位于腹上区。

胃有前、后两壁，上、下两口及上、下两缘。上口为入口，称贲门；下口为出口，称幽门；上缘短而凹向右上方，称胃小弯，该弯最低处弯曲成角，称角切迹；下缘长而凸向左下方，称胃大弯。

位于贲门附近的部分，称贲门部；贲门平面以上，向左上方膨出的部分称胃底；胃底与角切迹之间的部分称胃体；角切迹与幽门之间的部分称幽门部，临床上常称其为胃窦。胃小弯及幽门部是胃溃疡和胃癌的易发部位。

6. 胰呈长条形，质软，色灰红，位置较深，在第 1、2 腰椎水平横贴于腹后壁。胰分为头、体、尾三部分。

胰液排入十二指肠的顺序是：胰分泌胰液→胰管→肝胰壶腹→十二指肠。

7. 胆囊底的体表投影在右锁骨中线与右肋弓相交处。当胆囊出现病变时，此处常出现明显压痛。阑尾根部的体表投影通常在脐与右髂前上棘连线的中、外 1/3 交点处，又称 McBuney 点。患急性阑尾炎时，此点附近有明显压痛，具有一定的诊断价值。

8. 肝大部分位于右季肋区和腹上区，小部分位于左季肋区，肝前面大部分被胸廓所掩盖，仅在腹上区的左、右肋弓之间直接与腹前壁接触。在腹上区和右季肋区遭到暴力打击时，肝可出现损伤而破裂。

肝呈楔形，可分为上、下两面和前、后两缘。

肝的上面又称膈面，隆凸，贴于膈下，膈面借呈矢状位的镰状韧带分为大而厚的肝右叶和小而薄的肝左叶。

肝的下面又称脏面，凹凸不平，与腹腔器官邻接。脏面有一近似"H"形的沟。左纵沟的前部有肝圆韧带，向前连于脐；左纵沟的后部有静脉韧带。右纵沟的前部为胆囊窝，容纳胆囊；右纵沟的后部为腔静脉沟，有下腔静脉经过。横沟又称肝门，是肝固有动脉左右支、肝门静脉左右支、肝左右管以及神经和淋巴管出入之处，这些结构被结缔组织包绕，构成的结构称肝蒂，肝的脏面借"H"形沟分为四叶，右纵沟的右侧为右叶；左纵沟的左侧为左叶；左、右纵沟之间在横沟前方的为方叶；横沟后方为尾状叶。

肝前缘（也称下缘）是肝的膈面与脏面的分界线，薄而锐利；肝的后缘厚而钝圆，在近腔静脉沟处有 2~3 条肝静脉注入下腔静脉，临床上常称此处为第二肝门。

七、呼吸系统

一、选择题

（一）单选题

1.B 2.C 3.D 4.B 5.D 6.A 7.B 8.B 9.B 10.E 11.E 12.A 13.E 14.A

15.E

（二）多选题

16.ABD 17.ABDE 18.ACDE

二、填空题

1.鼻　咽　喉

2.甲状软骨　会厌软骨　环状软骨　杓状软骨

3.前庭襞　声襞

4.前纵隔　中纵隔　后纵隔

5.环甲膜（环甲正中韧带）

三、名词解释

1.肺门——肺内侧面的中部凹陷，称肺门。有主支气管、肺动脉、肺静脉、神经、淋巴管等出入。

2.肋膈隐窝——肋胸膜与膈胸膜相互移行处，形成较深的间隙，称肋膈隐窝。是胸膜腔的最低部位。

3.上呼吸道——临床上，通常把鼻、咽、喉合称上呼吸道。

4.声门裂——左、右声襞之间的裂隙称声门裂，是喉腔最狭窄的部位。

5.胸膜腔——脏胸膜与壁胸膜在肺根处相互移行，所形成的潜在性腔隙，称胸膜腔。胸膜腔左右各一，互不相通，腔内为负压，有少量浆液。

6.纵隔——两侧纵隔胸膜之间所有的组织、结构和器官总称纵隔。

四、问答题

1.概念：纵隔——两侧纵隔胸膜之间所有的组织、结构和器官总称纵隔。

境界：前界：胸骨角，后界：脊柱胸段，上界：胸廓上口，下界：膈，两侧界：纵隔胸膜。

分部：纵隔以胸骨角平面为界，分上纵隔、下纵隔；下纵隔又以心包为界，分为前纵隔、中纵隔、后纵隔。

2.急性喉阻塞时，常在环甲膜（环甲正中韧带）插入大号注射针头或切开，以建立暂时性呼吸通道，抢救生命。抢救原则是：尽快建立暂时性呼吸通道。

3.气管位于喉和两肺之间，气管由若干"C"形气管软骨借韧带连接而成，气管软骨的缺口向后，由膜壁封闭；气管在胸骨角平面分为左右主支气管，左支气管细长，与气管中线夹角大，右主支气管粗短，与气管中线夹角小，气管异物多进入右主支气管。

4. 肺位于胸腔内，在膈的上方、纵隔的两侧；左肺狭长，右肺宽短，左肺有一斜裂将左肺分为上下两叶，并且其前缘有心切迹，右肺除斜裂外还有水平裂，右肺分为上、中、下 3 叶。

5. 肋膈隐窝是在肋胸膜和膈胸膜相互转折处，是胸膜腔的最低部位，胸膜腔积液首先积聚于此处，是临床上胸膜腔穿刺抽液的常选部位。

五、知识拓展题

鼻窦对发音、共鸣和减轻颅骨重量有重要作用，分别有上颌窦、额窦、筛窦和蝶窦，上颌窦位于眼眶下，上牙槽弓上，额窦位于眉弓深面，筛窦在鼻腔两侧，蝶窦位于蝶骨体内，上颌窦、额窦、筛窦的前中群开口于中鼻道，筛窦后群开口于上鼻道，蝶窦开口于蝶筛隐窝；上颌窦发炎时由于窦口的位置高于窦底，所以上颌窦内的脓液不容易导流出来。

八、泌尿系统

一、选择题

（一）单选题

1.E　2.E　3.B　4.E　5.D　6.B　7.A　8.A　9.B　10.E　11.C　12.C　13.A　14.E
15.A　16.C　17.E　18.C

（二）多选题

19.ABDE　20.ABCDE　21.ABC

二、填空题

1. 肾　输尿管　膀胱　尿道

2. 腹膜后隙内　脊柱　腹膜外位　第 12 胸椎体上缘　第 3 腰椎体上缘　第 12 肋　第 1 腰椎

3. 竖脊肌外侧缘　第 12 肋　肾区

4. 肾静脉　肾动脉　肾盂　肾动脉　肾静脉　肾盂

5. 肾盂与输尿管移行处（起始处）　输尿管与髂血管交叉处　输尿管壁内部（穿膀胱壁处）

6. 子宫　阴道　精囊　输精管壶腹　直肠

7. 锥体　膀胱尖　膀胱底　膀胱体　膀胱颈

三、名词解释

1. 肾门——肾门为肾内侧缘中部的凹陷处，有肾动脉、肾静脉、肾盂、神经、淋巴管出入。

2. 肾蒂——由出入肾门的结构（肾动脉、肾静脉、肾盂、神经、淋巴管等）被结缔组织包裹成束总称肾蒂。

3. 肾区——肾门在腰背部的体表投影，一般在竖脊肌外侧缘与第12肋所形成的夹角内，临床称之为肾区。某些肾病患者，触压或叩击此处可引起疼痛。

4. 输尿管间襞——位于膀胱底内面，在两侧输尿管口之间的横形黏膜皱襞称输尿管间襞，是临床膀胱镜检查寻找输尿管口的标志。

5. 膀胱三角——位于膀胱底内面，位于两侧输尿管口与尿道内口之间的三角形区域，称膀胱三角。此区黏膜薄而光滑，是炎症、肿瘤好发的部位。

四、问答题

1. 答：肾冠状剖面的肉眼观结构，可见到：
（1）肾皮质、肾髓质。
（2）肾柱、肾锥体、肾乳头。
（3）肾小盏、肾大盏、肾盂。

2. 答：肾盂→输尿管→膀胱→尿道→体外。结石容易在狭窄部位滞留。具体是输尿管的三处狭窄：①肾盂与输尿管移行处（起始处）；②输尿管与髂血管交叉处；③输尿管壁内部（穿膀胱壁处）。若为男性患者还易滞留在男性尿道的三处狭窄：①尿道内口；②尿道膜部；③尿道外口。

3. 肾位于腹腔的后上部，紧贴腹后壁脊柱的两侧，左右各一，属腹膜外位器官。左肾：上端约平第12胸椎体上缘，下端约平第3腰椎体上缘，其后面的中部有第12肋斜过；右肾：上端约平第12胸椎体下缘，下端约平第3腰椎体下缘，其后面的上部有第12肋斜过。

4. 膀胱位于盆腔内，耻骨联合的后方。
空虚时，膀胱尖一般不超过耻骨联合上缘。膀胱的上面有腹膜遮盖，为腹膜间位器官。充盈时，膀胱尖可超过耻骨联合上缘，被覆于膀胱上面的腹膜也随膀胱的充盈而上、移，使膀胱的前下壁与腹前壁直接相贴。临床上，可在耻骨联合上方行膀胱穿刺或膀胱手术，可避免损伤腹膜。

九、生殖系统

一、选择题
（一）单选题

1.A 2.C 3.B 4.E 5.A 6.A 7.E 8.D 9.B 10.D 11.B 12.B 13.E 14.E
15.B 16.D 17.C 18.A 19.C 20.D 21.B 22.C 23.C 24.E 25.D 26.C

27.E　28.B　29.B　30.C

（二）多选题

31.ACD　32.AB　33.AD　34.ABCDE

二、填空题

1. 附睾　输精管　射精管　尿道

2. 输精管精索部

3. 尿道海绵体部　尿道前列腺部　尿道外口

4. 输卵管峡　输卵管壶腹　输卵管伞

5. 尿道　尿道　阴道　肛管

6. 膀胱颈的下方　尿道　射精管

7. 阴茎海绵体　尿道海绵体　尿道海绵体

8. 乳腺　纤维组织　脂肪组织　乳头　放射状　Cooper 韧带

三、名词解释

1. 精索——为从腹股沟管深环延到睾丸上端一柔软的圆索状结构,由输精管、睾丸动脉、蔓状静脉丛,神经、淋巴管和鞘韧带等外包被膜而构成。

2. 子宫峡——指位于子宫体与子宫颈之间较为窄细的部分,长约 1cm,妊娠时,此部可随子宫的增大而延长,形成子宫下段,剖宫产常在此进行。

3. 会阴——会阴通常指封闭小骨盆下口的所有软组织,并分为前、后两个三角形区域,即前方的尿生殖区和后方的肛区。

4. 输卵管峡——为紧接输卵管子宫部,位于子宫壁外面的一段,管径较为狭窄,是输卵管结扎的常用部位。

5. 输卵管伞——输卵管漏斗周缘有许多指状突起,叫输卵管伞;是手术时识别输卵管的标志。

6. 阴道穹——阴道的上端呈穹隆状环抱着子宫颈阴道部,两者之间形成的环状间隙,称阴道穹,以阴道穹后部最深。

四、问答题

1. 男性尿道的长度为 16~22cm。分三部分——尿道前列腺部、尿道膜部、尿道海绵体部,

其中尿道海绵体部为前尿道,尿道膜部和尿道前列腺部为后尿道。

三处狭窄分别为尿道内口、尿道膜部和尿道外口。

三处扩大分别为尿道前列腺部、尿道球部和尿道舟状窝。两个弯曲分别为:①耻骨下弯——凹向前上方,是恒定不改变的;②耻骨前弯——凹向后下方,是可变的。

给患者插导尿管时,需将患者的阴茎向腹壁方向提起,可使耻骨前弯减小或消失,

以利于导尿管的插入。

2. 子宫位于盆腔的中央，在膀胱与直肠之间，下接阴道，呈前倾前屈位。

呈前后稍扁的倒置梨形，长约 8cm、宽约 4cm、厚约 2cm。

分子宫底、子宫体、子宫颈三部分。

子宫颈下 1/3 为子宫颈阴道部，上 2/3 为子宫颈阴道上部。

子宫体与子宫颈之间较为窄细的部分称子宫狭，长约 1cm，妊娠时，此部可随子宫的增大而延长，形成子宫下段，剖宫产常在此进行。

3. 精曲小管（产生精子）→精直小管→睾丸网→睾丸输出小管→附睾→输精管→射精管→尿道→体外。

4. 精子→阴道→子宫→输卵管子宫部→输卵管峡→输卵管壶腹←输卵管漏斗←输卵管腹腔口←卵子←卵巢排卵。

5. 子宫的内腔包括子宫体内的子宫腔和子宫颈内的子宫颈管。

十、腹　　膜

一、选择题

（一）单选题

1.D　2.B　3.D　4.A　5.A　6.E　7.C　8.B　9.C　10.B　11.A　12.A

（二）多选题

13.AB　14.AD　15.BCE　16.AC　17.CDE　18.ABCDE

二、填空题

1. 胆总管　肝固有动脉　肝门静脉

2. 肝肾隐窝　直肠膀胱陷凹　直肠子宫陷凹

3. 直肠子宫陷凹

4. 肝胃韧带　肝十二指肠韧带

三、名词解释

1. 腹膜——是指被覆于腹、盆壁内面及腹盆腔脏器表面的一层浆膜。其中，被覆于腹、盆壁内面的一层浆膜称壁腹膜；被覆于腹盆腔脏器表面的一层浆膜称脏腹膜。

2. 腹膜腔——脏腹膜和壁腹膜相互移行，围成不规则的潜在性腔隙，称腹膜腔，内含少量浆液。

3. 网膜囊——是指位于小网膜和胃后壁与腹后壁之间的间隙，又称小腹膜腔。此间隙借网膜孔与大腹膜腔相通。

四、问答题

1. 腹膜是指被覆于腹、盆壁内面及腹盆腔脏器表面的一层浆膜。其中，被覆于腹、盆壁内面的一层浆膜称壁腹膜；被覆于腹盆腔脏器表面的一层浆膜称脏腹膜。

腹膜有分泌、吸收、保护、支持、修复、防御等功能。

2. 临床上，腹部手术或急性腹膜炎的患者常采取半卧体位，是因为：

（1）上腹部腹膜的吸收能力较强，而下腹部腹膜的吸收能力较弱。采取半卧体位，有利于减缓毒素的吸收，利于疾病的恢复。

（2）若患者平卧位，腹膜腔的最低位置是：肝肾隐窝，让分泌物聚集于此，可形成肝周脓疡和肾周脓疡，对肝肾不利。

采取半卧体位，腹膜腔的最低位置，男性是直肠膀胱陷窝，女性是直肠子宫陷窝。

让分泌物聚集于此，可经直肠或者阴道穿刺或引流，有利于疾病的恢复。

3. 女性腹膜腔→输卵管腹腔口→输卵管→输卵管子宫口→子宫→阴道→外界。

十一、内分泌系统

一、单选题

1.B　2.B　3.B　4.C　5.E　6.C　7.D　8.E

二、填空题

1. 内分泌腺　内分泌组织　激素

2. 甲状腺　甲状旁腺　肾上腺　垂体　松果体　胸腺

3. 左右侧叶　第2~4气管软骨环　锥状叶

4. 半月形　三角形

5. 颅中窝的垂体窝　腺垂体　神经垂体

三、名词解释

1. 内分泌腺——是指结构上独立存在，肉眼可见的具有内分泌功能的器官。

2. 脑砂——松果体在儿童时期较发达，7岁以后开始退化，在成年以后不断有钙盐沉着，形成脑砂，常可在X片上见到。

十二、心血管系统

一、选择题

（一）单选题

1.C　2.B　3.A　4.D　5.E　6.B　7.B　8.A　9.C　10.B　11.A　12.C　13.E　14.A

15.B　16.B　17.B　18.B　19.C　20.C　21.C　22.E　23.E　24.B　25.A　26.C

27.D　28.B　29.A　30.B　31.A　32.C　33.B　34.E　35.D　36.D　37.E　38.D

39.D 40.B 41.C 42.A 43.E 44.E 45.B 46.D 47.E 48.E 49.A 50.B

51.D 52.C 53.C 54.E 55.D 56.B 57.E 58.E 59.C 60.B 61.A 62.C

63.D 64.E 65.C 66.D 67.D 68.D 69.E 70.B 71.A 72.D 73.D 74.D

75.D 76.A 77.A 78.B 79.B 80.C 81.C 82.A 83.C 84.E 85.B 86.E

87.E 88.B 89.D 90.D 91.C 92.C 93.B 94.D 95.C 96.A 97.E 98.B

99.C 100.E 101.A 102.D

（二）多选题

103.ADE 104.ABE 105.ABDE 106.ABCE 107.ABCDE 108.ACD 109.BD

110.CD 111.ABE 112.ACDE 113.ACE 114.ABCE 115.BC 116.ABDE 117.DE

118.ABDE 119.ABD 120.ABC 121.ABCE 122.ABE 123.ABC 124.CD 125.BA

126.ABCDE 127.AD 128.BD 129.ABCE 130.ABC

二、填空题

1. 心　动脉　静脉　毛细血管

2. 心外膜　心肌层　心内膜

3. 房室交点

4. 冠状沟　前室间沟　后室间沟

5. 右房室口　三尖瓣　肺动脉口　肺动脉瓣　左房室口中　二尖瓣　主动脉口　主动
   脉瓣

6. 室上嵴　二尖瓣前尖

7. 二尖瓣　三尖瓣　主动脉瓣　肺动脉瓣

8. 卵圆窝　卵圆孔

9. 左　四　左

10. 窦房结　上腔静脉　心内膜

11. 左冠状动脉　右冠状动脉　主动脉左窦　主动脉右窦

12. 心大静脉　心中静脉　心小静脉　冠状窦

13. 纤维性心包　浆膜性心包　浆膜性心包　心包腔

14. 左锁骨下动脉　左颈总动脉　头臂干

15. 升主动脉　主动脉弓　降主动脉　降主动脉　主动脉裂孔　胸主动脉　腹主动脉

16. 颈外动脉　锁骨下动脉　甲状颈干

17. 锁骨下动脉　6　枕骨大孔

18. 掌浅支　尺动脉　掌深支　桡动脉

19. 腹腔干　肠系膜上动脉　肠系膜下动脉　肾上腺中动脉　肾动脉　睾丸动脉（卵巢
    动脉）

20. 肝总动脉　胃左动脉　脾动脉　肝总动脉

21. 胰十二指肠下动脉　空肠动脉　回肠动脉　回结肠动脉　右结肠动脉　中结肠动脉

22. 左结肠动脉　乙状结肠动脉　直肠上动脉

23. 髂外动脉　股静脉　股神经　收肌管　收肌腱

24. 上腔静脉系　下腔静脉系　心静脉系

25. 头臂静脉　右心房　奇静脉

26. 乙状窦　颈动脉鞘　颈内动脉　颈总动脉　锁骨下静脉　头臂静脉　静脉角

27. 头静脉　贵要静脉　肘正中静脉　头静脉　三角肌　胸大肌　锁骨下静脉

28. 5　左右髂总静脉　腹主动脉　膈　腔静脉孔　右心房

29. 下腔静脉　左肾静脉

30. 下腔静脉　左肾静脉

31. 胰头　脾静脉　肠系膜上静脉　胃左静脉　胃右静脉　肠系膜上静脉　肠系膜下静脉　脾静脉　胆囊静脉　附脐静脉

32. 食管静脉丛　直肠静脉丛

三、名词解释

1. 动脉——是指运送血液离开心的血管。

2. 血液循环——血液由心室射出，依次流经动脉、毛细血管和静脉，最后又反流回心房，血液这种周而复始的循环过程称为血液循环。

3. 心包腔——浆膜心包的脏、壁两层在出入心的大血管根部相互移行，两层之间的潜在性腔隙称为心包腔。

4. 颈动脉窦——是指颈总动脉末端和颈内动脉起始处，管腔稍膨大的部分。窦壁内有压力感受器。

5. 颈动脉小球——为一扁椭圆形的小体，连于颈总动脉分叉处的后方，为化学感受器。

6. 静脉——是运送血液回心的血管。

7. 静脉角——颈内静脉与锁骨下静脉汇合，形成头臂静脉，汇合处所形成的夹角称静脉角。

8. 卵圆窝——在右心房内，房间隔的下部有一浅窝，称卵圆窝。是胚胎时期卵圆孔闭锁后的遗迹。

9. 动脉韧带——在肺动脉分叉处稍左侧与主动脉弓下缘之间连有一结缔组织索称为动脉韧带，由胚胎时期的动脉导管闭锁后形成。

10. 隔缘肉柱——右心室腔内有一条从室间隔至前乳头肌根部的圆形肌束，称为隔缘肉柱，亦称节制索。

四、问答题

1. 心瓣膜的位置及作用：

位置：二尖瓣位于左房室口，三尖瓣位于右房室口，主动脉瓣位于主动脉口，肺动脉瓣位于肺动脉口。

作用：①心室收缩时，二尖瓣和三尖瓣关闭，主动脉瓣和肺动脉瓣开放，血液从心室射入动脉。此时，二尖瓣和三尖瓣起着防止血液反流回心房的作用。②心室舒张时，二尖瓣和三尖瓣开放，主动脉瓣和肺动脉瓣关闭，血液从心房射入心室。此时，主动脉瓣和肺动脉瓣起着防止动脉内的血液反流回心室的作用。总之，心瓣膜起着控制血液一定向流动、防止血液反流的作用。

2. 心传导系统的组成和功能：

组成：窦房结、房室结、结间束、房室束、左、右束支和普肯野纤维网。

功能：产生并传导冲动，维持心的正常节律性搏动。

3. 心包的构成：心包由纤维心包和浆膜心包构成。纤维心包是一层坚韧的结缔组织囊，为心包的外层。浆膜心包分脏、壁两层。壁层衬贴于纤维心包的内面，脏层包于心和大血管根部的表面，即心外膜。

心包腔：浆膜心包的脏、壁两层在出入心的大血管根部互相移行，两层之间的潜在腔隙称为心包腔。

4. 下腔静脉由左、右髂总静脉在第5腰椎的右前方汇合而成，沿腹主动脉的右侧上行，穿膈的腔静脉孔，进入胸腔，注入右心房。其收集下肢、腹盆部的静脉血。

5. 肝门静脉系与上、下腔静脉系的吻合主要有三处：①经食管静脉丛与上腔静脉系的吻合：食管静脉丛位于食管壁内及食管的周围。其向上经食管静脉汇入奇静脉和半奇静脉，向下先汇入胃左静脉，再汇入肝门静脉，从而构成肝门静脉系与上腔静脉系之间的吻合。②经直肠静脉丛与下腔静脉系的吻合：直肠静脉丛位于直肠和肛管的壁内及其周围。直肠静脉丛上部的静脉血经直肠上静脉注入肠系膜下静脉，而中、下部的静脉血则分别经直肠下静脉和肛静脉注入髂内静脉，从而构成肝门静脉系与下腔静脉系之间的吻合。③经过脐周静脉网分别与上、下腔静脉系的吻合：脐周静脉网位于脐周围的皮下组织内，经胸、腹壁的浅静脉分别注入腋静脉和股静脉。脐周静脉网同时也与附脐静脉相交通，从而构成肝门静脉系与上、下腔静脉系之间的吻合。

6. 腹主动脉不成对脏支及其营养的器官：

（1）分支：腹腔干、肠系膜上动脉、肠系膜下动脉。

（2）营养的器官：

①腹腔干——主要分布：肝、胆囊、胰、脾、胃和十二指肠。

②肠系膜上动脉——主要分布：空肠、回肠、盲肠、阑尾、升结肠和横结肠。

③肠系膜下动脉——主要分布：降结肠、乙状结肠和直肠上部。

7. 抗菌素→手背静脉网→头静脉和贵要静脉→肱静脉、腋静脉→锁骨下静脉→头臂静脉→上腔静脉→右心房→右心室→肺动脉干→左、右肺动脉→肺泡毛细血管网→左、右肺静脉→左心房→左心室→升主动脉→主动脉弓→胸主动脉→腹主动脉→左髂总动脉→左髂外动脉→左股动脉→左腘动脉→左胫前动脉→左足背动脉→患处。

十三、淋巴系统

一、选择题

（一）单选题

1.D　2.E　3.D　4.B　5.E　6.D　7.A　8.C

（二）多选题

9.AD　10.ACE　11.ABE　12.BCDE　13.ABC

二、填空题

1. 乳糜池　左腰干　右腰干　肠干　左静脉角

2. 右颈干　右锁骨下干　右支气管纵隔干　右静脉角

3. 左季肋区　9~11　10

4. 毛细淋巴管　淋巴管　淋巴干　淋巴导管

5. 腋窝内　胸肌　外侧　肩胛下　中央　尖

6. 腹腔淋巴结　肠系膜下淋巴结　肠系膜上淋巴结　肠干

三、名词解释

1. 局部淋巴结——引流某一器官或者某一部位淋巴的一组淋巴结称为该器官或该部位的局部淋巴结。当这一器官或部位发生病变时，可引起该局部淋巴结的肿大。

2. 乳糜池——为胸导管起始部的囊状膨大，位于第一腰椎前方，接受左、右腰干和肠干。

四、问答题

1. 胸导管是全身最大的淋巴导管，起于第1腰椎前方的乳糜池，向上经膈的主动脉裂孔进入胸腔，在食管后方沿脊柱的右前方上行，到第5胸椎高度经食管和脊柱之间向左侧偏斜，然后沿脊柱的左前方上行，出胸廓上口到达颈根部，呈弓状弯向前下注入左静脉角。胸导管在注入左静脉角处，还收纳左颈干、左锁骨下干和左支气管纵隔干。胸导管引流下肢、盆部、腹部、左半胸部、左上肢和左半头颈部的淋巴，即全身 3/4 的淋巴。

2. 全身共有 9 条淋巴干：收纳左、右头颈部的左、右颈干；收纳左、右上肢，脐以上胸腹壁浅层淋巴的左、右锁骨下干；收纳胸腔器官和脐以上胸腹壁深层淋巴的左、右支气管纵隔干；收纳下肢、盆部、腹后壁和腹腔内成对脏器的左、右腰干和收纳腹腔内不成对脏器淋巴单一的肠干。颈干由颈外侧深淋巴结的输出管汇合而成，锁骨下干由腋尖淋巴结的输出管汇合而成，支气管纵隔干由气管旁淋巴结和纵隔前淋巴结的输出管汇合而成，腰干由腰淋巴结的输出管汇合而成，肠干由腹腔淋巴结、肠系膜上淋巴结和肠系膜下淋巴结的输出管汇合而成。

十四、视 器

一、选择题

（一）单选题

1.D　2.D　3.B　4.C　5.D　6.A　7.C　8.D　9.C　10.D　11.B　12.D　13.D　14.E　15.A　16.A　17.D

（二）多选题

18.BDE　19.ABD　20.ADE

二、填空题

1. 视网膜　血管膜　纤维膜

2. 角膜　房水　晶状体　玻璃体

3. 睫状体　瞳孔　前房　巩膜静脉窦　眼静脉

三、名词解释

1. 黄斑——在视神经盘颞侧约 3.5mm 处有一黄色小区,称黄斑,其中部略凹陷称中央凹,是感光和辨色最敏锐处。

2. 视神经盘——视网膜后部稍偏鼻侧处,由视神经纤维汇集成白色圆盘状的隆起,称视神经盘。此处无视细胞,无感光功能,故称为生理盲点。

四、问答题

1. 正常房水由睫状体产生后,由眼球后房经瞳孔入眼球前房,然后经虹膜角膜角渗入巩膜静脉窦,最后入眼静脉。房水有屈光、营养角膜和晶状体、维持眼内压等功能。

2. 泪水排出途径：泪腺分泌泪液→结膜上穹→结膜囊→泪点→泪小管→泪囊→鼻泪管→下鼻道。

十五、前庭蜗器

一、选择题

（一）单选题

1.A　2.B　3.B　4.D　5.D　6.B　7.D　8.B　9.D

（二）多选题

10.ABCDE

二、填空题

1.锤骨　砧骨　镫骨　鼓膜张肌　镫骨肌

2.骨半规管　前庭　耳蜗

三、名词解释

1.咽鼓管——是连通鼓室与之间鼻咽部的管道。使鼓室内、外的气压的平衡，有利于鼓膜的振动。

2.光锥——活体检查时，鼓膜的前下方有一三角形反光区，称光锥。

3.迷路——内耳又称迷路，由构造复杂的管道组成。

4.螺旋器——为感受声波刺激的听觉感受器。

四、知识拓展题

鼓膜位于外耳道与鼓室之间，呈椭圆形半透明薄膜。鼓膜的边缘附着于颞骨上，分松弛部和紧张部两部分，紧张部厚仅 0.1mm，故受外力击打下易破损。鼓膜能感应由外耳道传入的声波，产生振动并牵动附于其上的听小骨链。当其破损时感应能力降低，故听力也随之降低。

十六、神经系统概述

一、单选题

1.B　2.E　3.E

二、填空题

1.中枢神经系统　周围神经系统

2.感觉器　传入神经　中枢　传出神经　效应器

三、名词解释

1.神经核——在中枢神经系统内，神经元的胞体和树突聚集在一起，呈团块状结构，称神经核。

2.灰质——在中枢神经系统内，神经元的胞体及树突聚集之处，因色泽灰暗，称灰质。

3.白质——在中枢神经系统内，神经纤维聚集之处，因色泽白亮，称白质。

十七、中枢神经系统

一、选择题

（一）单选题

1.A 2.B 3.C 4.D 5.C 6.E 7.A 8.E 9.B 10.D 11.D 12.D 13.B 14.B

15.E 16.A 17.B 18.E 19.E 20.E 21.B 22.A 23.D 24.E 25.C 26.E

27.D 28.C 29.E 30.B 31.D 32.D 33.C 34.D 35.E 36.A 37.B 38.D

39.D 40.A 41.C 42.C 43.C 44.A 45.C 46.B 47.C 48.B 49.B 50.E

51.E 52.A 53.C 54.D 55.E 56.D 57.A 58.D 59.E 60.E 61.D 62.E

63.D 64.C 65.E 66.B 67.A 68.B 69.E 70.D 71.E 72.C 73.A 74.E

75.E 76.B 77.D 78.E 79.B 80.B

（二）多选题

81.CD 82.AB 83.ACDE 84.ABC 85.ABDE 86.CDE 87.ACD 88.ABDE

89.ABCE 90.BC 91.ABCDE 92.BCDE 93.BDE 94.ABCE

二、填空题

1.椎管 枕骨大孔 第1腰椎 脊髓圆锥

2.颈膨大 腰骶膨大 上肢 下肢

3.前角 后角 侧角 运动神经元 中间神经元 交感

4.薄束 楔束 皮质脊髓侧束 红核脊髓束

5.中脑 脑桥 延髓

6.维持身体的平衡 调节肌张力 协调骨骼肌的随意运动

7.尾状核 豆状核 背侧丘脑 上、下行纤维束

8.外侧沟 中央沟 顶枕沟

9.患侧视野全盲 双眼视野颞侧偏盲 双眼对侧半视野偏盲（或：双眼视野同向性偏盲）

10.脊神经节 薄束核和楔束核 腹后外侧核 丘系

11.脊神经节 脊髓后角 脊髓丘脑侧束

12.脉络丛 左、右侧脑室 第三脑室 第四脑室

13.软脑膜 蛛网膜 硬脑膜

14.颈内动脉 大脑前动脉 前交通动脉 后交通动脉 大脑后动脉

三、名词解释

1.脊髓节段——每对脊神经对应的那段脊髓，称为一个脊髓节段，脊髓共有31个节段。

2. 菱形窝——为第四脑室的底，由脑桥背侧面和延髓背侧面的上部共同构成。

3. 小脑扁桃体疝——当颅内压增高时，小脑扁桃体被挤入枕骨大孔而形成。此时，可压迫延髓，危及生命。

4. 内囊——指位于豆状核、尾状核核背侧丘脑之间的白质区域，在水平切面上左、右两侧呈">"、"<"形。可分为内囊前肢、内囊膝和内囊后肢三部分，内囊膝有皮质核束通过，内囊后肢有皮质脊髓束、丘脑中央辐射和视辐射通过。

5. 纹状体——豆状核与尾状核合称为纹状体。

6. 边缘叶——指位于胼胝体周围的弧形结构，主要由扣带回、海马旁回、海马、齿状回等构成，是内脏活动的高级中枢。

7. 蛛网膜下隙——蛛网膜与软膜之间的间隙称蛛网膜下隙，其内充满了脑脊液。

8. 硬膜外隙——指硬脊膜与椎管内面骨膜之间的间隙，其内有脊神经根通过。是临床硬膜外麻醉的部位。

9. 硬脑膜窦——硬脑膜的两层在某些部位分开，形成静脉管道，称硬脑膜窦。

10. 大脑动脉环——亦称 Willis 环，由颈内动脉、大脑前动脉、前交通动脉、后交通动脉和大脑后动脉共同吻合而成。

四、问答题

1. 脊髓前角——主要由运动神经元组成；

脊髓后角——主要由中间神经元组成；

脊髓侧角——主要由交感神经元组成。

脊神经节内含感觉神经元。

2. 内囊是指位于豆状核、尾状核核背侧丘脑之间的白质区域，在水平切面上左、右两侧呈">"、"<"形。可分为内囊前肢、内囊膝和内囊后肢三部分，内囊膝有皮质核束通过，内囊后肢有皮质脊髓束、丘脑中央辐射和视辐射通过。

内囊可分为前肢、后肢、内囊膝三部分。

一侧内囊受损后，可导致对侧半身感觉障碍、对侧半身的随意运动障碍，双眼对侧半视野偏盲的"三偏"综合征。

因为传导对侧半身深、浅感觉的传导通路经内囊后肢上行，而传导对侧半身随意运动的传导通路则经内囊后肢下行，视辐射也通过内囊后肢。

3. 躯干、四肢深、浅感觉传导通路的异同点：

（1）相同点：三级传递、左右交叉、必经内囊、上下倒置。

（2）不同点：①第二级神经元所在的位置不同：深感觉的第二级神经元在延髓内的薄束核、楔束核；浅感觉的第二级神经元在脊髓后角。②二级纤维交叉的部位不同：深感觉二级纤维交叉的部位在延髓，为内侧丘系交叉；浅感觉二级纤维交叉的部位在脊髓，为白质前连合。③二级纤维交叉后的名称不同：深感觉二级纤维交叉后的名称为内侧丘系；浅感觉二级纤维交叉后的名称为脊髓丘脑束。

4. 脑干自下而上包括：延髓、脑桥、中脑。

延髓有Ⅸ、Ⅹ、Ⅺ、Ⅻ对脑神经与之相连，即：舌咽神经、迷走神经、副神经、舌下神经；脑桥有Ⅴ、Ⅵ、Ⅶ、Ⅷ对脑神经与之相连，即：三叉神经、展神经、面神经、前庭蜗神经；中脑有Ⅲ、Ⅳ对脑神经与之相连，即：动眼神经、滑车神经。

5. 大脑皮质的功能定位：

（1）第Ⅰ躯体运动区：位于中央前回和中央旁小叶前部。

（2）第Ⅰ躯体感觉区：位于中央后回和中央旁小叶后部。

（3）视区：位于枕叶距状沟周围皮质。

（4）听区：位于颞横回。

（5）语言区：

①说话中枢：位于额下回后部。

②听话中枢：位于颞上回后部。

③书写中枢：位于额中回后部。

④阅读中枢：位于角回。

6. 基底核是指大脑半球深面的灰质团块。

①基底核包括豆状核、尾状核、杏体、屏状核。

②豆状核的内侧部和中间部合称苍白球，又称旧纹状体。

③豆状核的外侧部称壳，壳和尾状核合称新纹状体。

7. 大脑半球白质内神经纤维种类及功能：

①联络纤维，联系同侧半球各部之间的纤维。

②连合纤维，连接左右半球皮质的纤维。

③投射纤维，联系大脑皮质和皮质下结构的上行、下行纤维。

8. 脑脊液的循环途径：侧脑室 —室间孔→ 第三脑室→中脑水管→第四脑室 —正中孔、外侧孔→ 蛛网膜下隙→蛛网膜粒→上矢状窦。

9. 脑干三部分内的脑神经核团分布：

①中脑内有动眼神经核、滑车神经核、动眼神经副核和三叉神经中脑核。

②脑桥内有展神经核、三叉神经运动核、面神经核、上泌涎核、三叉神经脑桥核、前庭神经核和蜗神经核。

③延髓内有舌下神经核、副神经核、疑核、下泌涎核、迷走神经背、孤束核和三叉神经脊束核。

五、知识拓展题

患者为右侧内囊出血，即俗称"中风"，可致左侧半身感觉障碍、左侧半身的随意运动障碍（即左侧半身瘫痪），右眼的左侧、左眼的左侧半视野偏盲，即"三偏"综合征。

十八、周围神经系统

一、选择题

（一）单选题

1.A　2.D　3.B　4.C　5.D　6.E　7.C　8.B　9.C　10.D　11.C　12.E　13.C　14.C

15.E　16.E　17.D　18.D　19.C　20.C　21.D　22.B　23.E　24.A　25.D　26.C

27.A　28.B　29.E　30.A　31.C　32.C　33.D　34.A　35.A　36.C　37.A　38.C

39.D　40.B　41.D

（二）多选题

42.ABDE　43.BCDE　44.ACD　45.ABDE　46.ACD　47.ABCE　48.ABCD

49.ACDE　50.CD　51.ABCD

二、填空题

1. 躯体运动纤维　躯体感觉纤维　内脏运动纤维　内脏感觉纤维

2. 颈丛　臂丛　腰丛　骶丛

3. 胸骨角　乳头　剑突　肋弓　脐　脐与耻骨联合连线的中点

4. 三叉神经　面神经　舌咽神经　舌下神经

5. 动眼神经　面神经　舌咽神经　迷走神经

6. 腋神经　桡神经　尺神经

7. 胸前区及左臂内侧皮肤　右肩部

三、名词解释

1. 交感干——交感神经的椎旁节和节间支相互连接呈串珠状的结构，称交感干。

2. 鼓索——是面神经的重要分支，含内脏运动纤维和内脏感觉纤维。其内脏感觉纤维管理舌前2/3味觉，内脏运动纤维支配下颌下腺、舌下腺的分泌。

3. 马蹄内翻足——腓总神经损伤后，足不能背屈，趾不能伸，足下垂内翻，呈"马蹄"内翻足。

4. 牵涉痛——某些内脏发生病变时，常在体表一定区域内产生感觉过敏或疼痛，称牵涉痛。

5. 猿手——正中神经损伤后，出现手畸形，即鱼际肌萎缩，手掌变平坦的表现，称为

"猿手"。

6. 爪形手——尺神经损伤后，表现为屈腕力减弱，无名指和小指关节不能屈曲；小鱼际肌萎缩变平坦，拇指不能内收；骨间肌萎缩，掌骨间出现深沟，各指不能相互靠拢；各掌指关节过伸，第4、5指的指间关节弯曲，称为"爪形手"。

7. 垂腕征——桡神经损伤后，出现"虎口"区皮肤感觉障碍伴随前臂伸肌瘫痪，不能伸腕、伸指，抬前臂表现为手腕下垂的姿势，称为"垂腕征"。

8. 仰趾足——胫神经损伤后，表现为小腿后群肌无力，足不能跖屈、不能上提足跟，内翻力减弱，由于小腿外侧群肌过度牵拉，使足呈背屈、外翻姿势，称为"仰趾足"。

9. 交通支——是指脊神经与交感干相连的一段神经纤维，分白交通支和灰交通支。

四、问答题

1. 十二对脑神经的序数、名称、性质及连脑部位：

　Ⅰ嗅神经——感觉性神经，与端脑的嗅球相连；

　Ⅱ视神经——感觉性神经，与间脑的视交叉相连；

　Ⅲ动眼神经——运动性神经，与中脑相连；

　Ⅳ滑车神经——运动性神经，与中脑相连；

　Ⅴ三叉神经——混合性神经，与脑桥相连；

　Ⅵ展神经——运动性神经，与脑桥相连；

　Ⅶ面神经——混合性神经，与脑桥相连；

　Ⅷ前庭蜗神经——感觉性神经，与脑桥相连；

　Ⅸ舌咽神经——混合性神经，与延髓相连；

　Ⅹ迷走神经——混合性神经，与延髓相连；

　Ⅺ副神经——运动性神经，与延髓相连；

　Ⅻ舌下神经——运动性神经，与延髓相连。

2. 行程：

（1）坐骨神经从梨状肌下孔穿出。

（2）在臀大肌深面、经坐骨结节股骨大转子之间下行。

（3）至腘窝上缘分为胫神经和腓总神经。

主要分支、分布：

（1）坐骨神经本干发出肌支——支配大腿肌后群。

（2）胫神经本干发出肌支——支配小腿肌后群。

（3）胫神经——经内踝后方至足底，分足底内侧神经和足底外侧神经。

（4）腓总神经分：腓浅神经、腓深神经。

　　腓浅神经——支配小腿肌外侧群。

腓深神经——支配小腿肌前群。

3. 交感神经与副交感神经的区别：

（1）低级中枢的位置不同：

交感神经的低级中枢——位于胸 1 到腰 3 髓节的侧角；

副交感神经的低级中枢——位于脑干内的副交感核和脊髓骶 2 到骶 4 髓节的骶副交感核。

（2）神经节的位置不同：

交感神经的神经节——位于脊柱的两旁或脊柱的前方，分别称椎旁节和椎前节；

副交感神经的神经节——位于所支配器官的附近或者所支配器官的壁内，分别称器官旁节和壁内节。

（3）纤维的特点不同：

交感神经——节前纤维短而节后纤维长；

副交感神经——节前纤维长而节后纤维短。

（4）分布的范围不同：

交感神经——分布广泛，全身的血管、胸、腹、盆腔脏器的平滑肌、心肌、腺体，还有汗腺、竖毛肌、瞳孔开大肌等均有交感神经的分布；

副交感神经——分布较为局限，仅分布于胸腹、盆腔脏器的平滑肌、心肌、腺体（肾上腺髓质除外）及瞳孔括约肌和睫状肌。

（5）对同一器官的作用不同（请参考生理学教材）。

五、知识拓展题

患者是出现了牵涉性痛，其发生机制一般认为，发生病变的器官与牵涉痛的体表部位往往受同一脊神经的支配，二者的感觉神经也进入同一脊髓节段，并在脊髓后角内密切联系。因此，从患病器官传来的冲动可以扩散或影响到邻近的躯体感觉神经元，从而产生牵涉性痛。

参考文献

［1］窦肇华，吴建清 . 人体解剖学与组织胚胎学 .6 版 . 北京：人民卫生出版社，2009

［2］邹锦慧，张雨生 . 人体形态结构 . 北京：人民卫生出版社，2013

［3］郑思竞 . 系统解剖学 .3 版 . 北京：人民卫生出版社，1995

［4］刘执玉 . 系统解剖学 . 北京：科学出版社，2007

［5］裘法祖，孟承伟 . 外科学 .3 版 . 北京：人民卫生出版社，1995

［6］柏树令，应大君 . 系统解剖学 .8 版 . 北京：人民卫生出版社，2013

反侵权盗版声明

电子工业出版社依法对本作品享有专有出版权。任何未经权利人书面许可，复制、销售或通过信息网络传播本作品的行为，歪曲、篡改、剽窃本作品的行为，均违反《中华人民共和国著作权法》，其行为人应承担相应的民事责任和行政责任，构成犯罪的，将被依法追究刑事责任。

为了维护市场秩序，保护权利人的合法权益，我社将依法查处和打击侵权盗版的单位和个人。欢迎社会各界人士积极举报侵权盗版行为，本社将奖励举报有功人员，并保证举报人的信息不被泄露。

举报电话：（010）88254396；（010）88258888

传　　真：（010）88254397

E-mail：dbqq@phei.com.cn

通信地址：北京市万寿路173信箱

　　　　　电子工业出版社总编办公室

邮　　编：100036